에이징 혁명

늙지 않는 미래를 위한 최신 노화 연구 리포트

에이징 혁명

하야노 모토시 지음 ★ 박유미 옮김

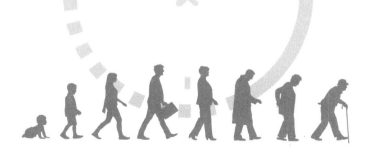

시그마북스
Sigma Books

에이징 혁명

발행일 2024년 12월 6일 초판 1쇄 발행
지은이 하야노 모토시
옮긴이 박유미
발행인 강학경
발행처 시그마북스
마케팅 정제용
에디터 최연정, 최윤정, 양수진
디자인 강경희, 김문배, 정민애

등록번호 제10-965호
주소 서울특별시 영등포구 양평로 22길 21 선유도코오롱디지털타워 A402호
전자우편 sigmabooks@spress.co.kr
홈페이지 http://www.sigmabooks.co.kr
전화 (02) 2062-5288~9
팩시밀리 (02) 323-4197
ISBN 979-11-6862-302-6 (03510)

노화란
동적 변화다

노화란 무엇일까?

노화란 동적 변화다

40세쯤 되면 동창회 친구들이 문득 궁금해지게 되는 걸까요?

친한 친구나 나쁜 친구, 혹은 첫사랑과 다시 만난다는 기대감에 설렐 수도 있을 겁니다. 어쨌든 20년이 훌쩍 지난 후에 만나면 대체로 놀라운 일이 일어납니다.

"어? 살 많이 찐 것 같은데?"

"머리를 보니 우리 나이가 느껴지네."

"하나도 안 변했어! 왜 그렇게 젊은 거야?"

기억은 과거 10대 모습 그대로인데 눈앞에 나타난 낯선 모습의 친구들. 그 변화가 시간의 흐름을 보여주고 있습니다. 젊었던 친구들의 많이 변해버린 모습은 자신의 모습도 새삼 깨닫게 해줍니다. 눈에 보이지 않는 '시간'을 '보이게' 해주는 것이 인간의 성장, 즉 '노화'라고 할 수 있습니다.

저도 이제 42세(1982년생)가 된 생물학자입니다. 연구 주제는 바로 '노화'입니다. 앞으로 '인생 100세 시대'가 된다고 하니, 인생 후반전도 전반전과 마찬가지로 활기차게 보내기를 바랍니다. 그래서 노화에 저항하고 싶습니다. 즉 시간의 수수께끼에 도전해보고 싶습니다. 이것이 연구를 시작하게 된 동기입니다.

도대체 노화란 무엇일까요?

먼저, 세계보건기구 WHO의 견해부터 살펴보겠습니다. 국제연합의 전문기관 중 하나인 WHO에서는 '건강한 노화'를 다음과 같이 정의하고 있습니다.

"노년기의 행복을 가능하게 하는 기능적인 능력을 개발하고 유지하는 과정(the process of developing and maintaining the functional ability that enables wellbeing in older age).[1]"

또 미국 국립노화연구소(NIA, National Institute on Aging)의 정의에 따르면 노화는 '동적 변화'입니다. 동적 변화란 시간이 지남에 따라 일어나는 생리적, 신경적, 행동적, 사회적 변화를 말합니다. 그래서 아기로 세상에 태어나서 일어나는 변화는 일정한 세월까지는 '성장'이지만 성장 단계를 넘어서면 기본적으로 '노화'가 됩니다. 즉 우리는 날마다 동적으로 변화하고 있는, 즉 늙어가는 존재라는 뜻입니다. 듣고 보면 당연한 말이지만, 말로 들으면 조금 충격 받을 수도 있을 것입니다.

어쨌든 성장은 바람직하고 노화는 피하고 싶은 것이 사람의 마음입니다.

"기면 서라, 서면 걸으라고 하는 부모의 마음"이라는 말도 있듯이 부모는 아이가 성장하기를 바라지만, 모든 사람이 노화를 기다리고 있지는 않습니다. 여기에는 인간의 일생을 시간의 외길처럼 생각하는 사고회로 때문일 수도 있습니다. '노(老)'라는 글자에 '죽음'에 대한 전조를 느끼는 불안감 때문이 아닐까요?

그런 노화를 혁신하려면 무엇이 필요할까요?
생물학적 지식을 활용하면서 그 외에 어떤 철학이 필요할까요?

지금은 나날이 세계의 학자들이 이 노화의 영역을 쇄신하고 있지만, 100여 년 전의 명언을 살펴보면 시사하는 바가 있습니다. 프랑스 소설가 쥘 르나르의 말입니다.

"당신이 몇 살인지가 아니라 당신이 얼마나 늙었느냐가 중요하다 (It is not how old you are, but how you are old)."

저는 이 책에서 노화에 대해 생각하면서 '에이징(노화) 혁명'의 현재 상황과 미래를 그려 나갈 것입니다. 우리 한 사람 한 사람이 가지고 있는 자기 신체에 관해 질문하면서 각 장의 명제를 생각해보려고 합니다.

마지막에는 "잠깐만요, 그게 정말이에요?"라고 생각할 수 있는 영역으로 여러분과 함께 가보고 싶습니다.

'에이징, 즉 노화는 스스로 조절할 수 있다'

그런 꿈같은 이야기가 이제 현실화되고 있기 때문입니다.

자, 바로 시작하겠습니다.

차례

제 1 장

**노화를
조절할 수 있는
지식**

제 2 장

**노화를
혁신시키는
철학**

제 3 장

**노화를
볼 수 있게 하는
과학**

제 4 장

**노화를
억제하는
실학**

제1장

노화를
조절할 수 있는
지식

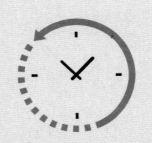

노화는 조절할 수 있다

노화는 누구나 피할 수 없는 과정입니다. 노화가 시간에 따른 동적 변화라고 한다면 이를 피하는 것은 불가능하기 때문입니다.

그런 노화 현상의 예로 가장 쉽게 알 수 있는 것이 바로 '노안'입니다. 인간뿐만 아니라 인간의 유전자와 99% 유사한 생쥐도 나이가 들면 주름과 기미가 생기고 털이 하얗게 변하기도 합니다. 이런 현상들은 모두 동적 변화에 따른 후천적인 과정입니다.

"후천적이라고? 흰머리나 대머리는 유전 아닌가?"

그렇게 생각하는 독자들도 있을 겁니다. 뒤에서 자세히 설명하겠지만, **노화는 '후천적'인 요인이 80% 이상을 차지합니다.** 즉 유전 같은 '선천적'인 문제 때문이 아니라 식사나 운동 등 후천적인 요인에 큰 영향을 받습니다. 다시 말하면 생활 습관에 신경을 쓰면 노화는 어느 정도 조절할 수 있습니다.

얼마 전에 있었던 일입니다.

어느 텔레비전 프로그램에서 록그룹 비즈(B'z)의 이나바 코시가 4살 위의 형과 함께 찍은 사진을 보고는 저도 모르게 "헉!" 하고 소리를 질렀습니다. 두 사람의 나이 차이가 도저히 4살로는 보이지 않았기 때문입니다. 참고로 이나바 코시는 1964년생이므로 올해로 환

그림 1-1　노화는 피할 수 없지만 조절할 수는 있다

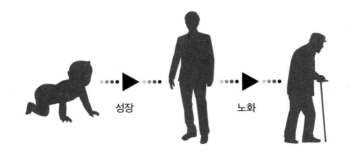

성장　　　　노화

노화는 후천적인 요인이 80% 이상을 차지하므로 생활 습관 개선 등에 따라 변한다.

갑입니다. 하지만 사진으로 보기에는 전혀 그렇게 보이지 않았습니다. 나는 중학생 시절에 비즈 팬클럽에 가입할 정도로 좋아했고 지금도 '비즈'라는 밴드가 동경의 대상이므로 상당한 편견에 사로잡혀 있을 수도 있지만, 제 눈에 그의 형은 나이에 걸맞은 모습으로 보였습니다.

"형제인데도 이렇게 차이가 나는구나."

좋거나 나쁘다고 말할 생각은 전혀 없습니다. 두 사람 모두 충분히 매력적으로 보였으니까요. 다만 생물학자인 제 눈이 무언가를 포착한 순간이었고 40대가 지나면 흔히 볼 수 있는 광경이기도 했습니다.

　앞의 이나바 형제의 모습은 노화가 후천적이라는 좋은 예시를 보여준 경우라고 할 수 있습니다. 피를 나눈 형제이기에 유전적인 요인에는 별 차이가 없을 것입니다. 그렇다면 그들의 외형적인 차이는 후천적인 요인에 크게 좌우된다고 생각할 수밖에 없습니다. 실제로 일란성 쌍둥이가 100% 같은 유전적 배경을 가졌다고 해도 노화 진행 속도에는 차이가 있다는 보고가 있습니다. 사람뿐만 아니라 동물에게도 어린 시절부터 자라온 생활 환경이 노화에 장기적인 영향을 미친다는 연구 보고도 있습니다.[1]

　자세한 내용을 알 수는 없지만, 이나바 코시는 젊었을 때부터 철저하게 건강 관리를 해왔다고 어딘가에서 읽은 기억이 있습니다. 그렇게 생각하고 텔레비전을 보니 젊은 시절에 탤런트로 데뷔한 사람들은 대체로 별로 늙지 않은 사람이 많은 것 같습니다. 최근 노화를 막기 위한 다양한 방법이 모델들을 비롯한 인스타그램 등 SNS에 많이 올라오고 있습니다. 대부분이 주관적인 방법이며 노화를 연구하는 과학적인 접근과는 다른 사례도 있지만, 어쨌든 그러한 매일의 노력이 쌓여서 '노화 억제가 가능'하다는 것을 알 수 있습니다.

자신에 대한 관심이 노화를 억제한다

'노화는 피할 수 없지만 늦출 수는 있을 것 같다'

이렇게 생각해봅시다. 그렇다면 언제부터 그런 생각을 하고 노력하면 될까요?

정답을 먼저 말하자면 빠르면 빠를수록 좋습니다. 너무 쉽다고 생각하세요? 네, 쉽습니다. 20대부터 생각해도 됩니다. 어쨌든 일단 젊었을 때부터 **신체에 지나친 부담을 줄 수 있는 생활은 되도록 피합니다.** 이것이 노화를 막는 대원칙입니다.

구체적으로는 폭음, 폭식, 편식, 자외선과 건조한 환경 등을 피하고 물론 담배도 피우지 않도록 합니다. 수면 시간에는 개인차가 있지만 자신만의 숙면 방법을 찾아 이를 유지합니다. 수면에 대해서는 '일주기 리듬'이라는, 체내의 자연스러운 리듬에 거스르지 않도록 하는 자세도 중요합니다. '밤이 되면 잠이 들고 아침 햇살에 눈을 뜬다'라는 생각으로 지속적인 신체리듬, 즉 일주기 리듬에 따라 살아가는 것이 중요합니다. 과학적으로도 이러한 이상적인 수면 패턴을 가진 고령자는 그렇지 않은 또래보다 인지 능력이 높고, 여러 가지 건강 문제가 발생할 확률이 낮다고 보고되었습니다.[*2]

"그런데 너무 늦었어. 이제 50세인데 뭐가 달라지겠어."

그렇게 생각하는 독자들도 있을 겁니다. 아니요, 아직 늦지 않습니다. 가능하면 40대 정도부터 대처했다면 좋겠지만, 50대라고 해도 충분히 가능합니다. 60세 이후에도 결코 늦었다고 할 수 없습니다. 충분히 젊어질 수 있다는 사실을 알게 됩니다.

그런데, '이미 50세가 지났지만 쇠약해진 데 없이 멀쩡한데…'라며 이해할 수 없다는 사람도 있을 것입니다. 요즘 시대에는 '달력 나이에 0.8을 곱하면 건강 나이(신체 나이)가 된다'는 말도 있어 자신이 아직 젊다고 생각할 테니까요. 하지만 노화는 사람마다 다르게 나타나기 때문에 자각 증상에 의존해서는 안 됩니다. 또 노화는 특수한 정보로서, 체내에서 계속 축적되다가 **일정한 한계치를 넘으면 어느 시점에 갑자기 증상으로 나타나기도** 합니다. 이는 2장에서 자세히 설명하겠습니다.

지금 잠시 다른 사람이 되었다고 생각하고 자기 몸을 구석구석 살펴보세요.

자세히 보면 피부에 뭔가 문제가 있어 보이지 않으신가요? 부어있거나 거무스름하거나 아니면 상당히 건조하거나 말이죠. 이런 것들이 눈에 보이지 않는 몸속의 비정상적인 상태를 나타낼 가능성이 많습니다. 세포 기준에서 보면 매일의 동적 변화는 반드시 진행되고 있기 때문에 이러한 신호들을 포착하는 습관이 필요합니다. 노화를 억제하는 첫걸음은 자신에 대해 집중하고 관심을 가지는 것입니다. 그러기 위해서는 신체에 대한 기초지식이 많을수록 좋습니다.

■ 노화 억제부터 회춘까지

사람의 신체에는 약 37조 개의 세포가 있습니다.

이 엄청난 수의 세포가 정상적인 상태로 존재해야 건강이 유지될 수 있습니다. 나이가 들어도 질병이 없이 단지 노화되기만 하는 것도 세포의 신진대사가 정상적으로 진행되고 있기 때문입니다.

만약 피부 세포 어딘가에 문제가 생겼다면, 그것이 기미나 주근깨가 되어 나타날 것입니다. 또 어떤 원인으로 세포 분열이 폭주하기 시작하면 암을 비롯한 각종 질병이 발생합니다.

세포가 정상적인 상태를 유지하고 있으면, 더욱이 젊은 시절의 상태로 유지되고 있다면 '노화 억제'가 가능합니다. 이를 목표로 전 세계 연구자들이 밤낮으로 연구하고 있다고 해도 과언이 아닙니다.

그러면 구체적으로 어떻게 하면 될까요?

최근 연구에서 세포를 젊은 상태로 유지하는 방법이 몇 가지 밝혀졌습니다. 널리 알려진 방법이 바로 '칼로리 제한'입니다. 생쥐는 물론 사람과 비슷한 유전자를 가진 붉은털원숭이(학명 Macaca mulatta)를 이용한 장기간의 관찰 연구를 통해 칼로리 제한이 장수에 효과가 있다는 것이 확인되었습니다.[*3] 이에 따라 칼로리 제한 메커니즘이 사람의 건강에도 적용될 가능성이 높은 것으로 나타났습니다.

또 당뇨병 치료제 메트포르민(metformin)의 노화 억제 효과도 보고되었습니다.[*4] 1957년에 프랑스 의사 장 슈테른(Jean Sterne)이 메트포르민의 항고혈당 작용을 탐구하여 당뇨병 치료에 대한 효과를 최초로 보고했습니다. 이후 메트포르민은 유럽에서 당뇨병 치료에 널리 사용되기 시작했고, 1995년에는 미국에도 도입되는 등 현재는 제2형 당뇨병(T2D) 치료 시 1차 선택약(치료제)으로 사용되고 있습니다. 최근에는 다양한 세포주(동일한 유전적 특징을 가지는 세포의 계통 - 옮긴이)와 모델 생물(model organism, 과학 발전 또는 인간의 질병 연구를 위해 실험에 사용되는 생물 - 옮긴이)을 이용한 많은 연구를 통해, 노화에 관련된 주요 분자를 표적으로 하는 메트포르민의 작용이 노화를 늦추고 그에 따른 질환을 완화시킬 가능성이 있는 것으로 밝혀졌습니다.

최근 몇 년 사이에 인기를 얻고 있는 'NMN'이라는 보충제도 노화 방지 효과가 있습니다. NMN은 '니코틴아마이드 모노뉴클레오타이드(Nicotinamide monucleotide)'의 약자로 비타민 B3에 함유된 성분 중 하나입니다. 생쥐 실험을 통해 NMN이 근력 강화, 염증 감소, 인지기능 향상 등 널리 노화를 억제하는 효과가 있는 것으로 밝혀졌습니다.[*5] 제 유학 시절 스승이자 롤 모델이기도 한 하버드대학교 의학대학원의 데이비드 A. 싱클레어 교수와 'NAD World 2.0'를 제안하는 등 노화 억제 연구의 선두 주자인 워싱턴대학의 이마이 신이치로 교수가 활발하게 연구해 온 식품에도 들어 있는 물질입니다(NAD는 생명 유지에 필수인 세포호흡 과정에서 핵심 역할을 하는데, 나이가 들수록 점점 감소한다. 그런데 NMN을 섭취하면 NAD로 변화하여 체내 NAD의 양이 증가하므로 결국 노화를 최소화시킨다 – 옮긴이).

이러한 노화 억제 수단뿐만 아니라 더 나아가 미국에서는 '회춘(Rejuvenation)' 연구가 활발해지고 있습니다. 예를 들어 80세가 되어 버린 아랍의 대부호가 30세 정도로 젊어지고 싶다는 열망으로 노화 연구에 막대한 연구 자금을 투자한 경우도 있습니다. 어쩌면 20년 후의 가까운 미래에는 '노화를 억제'하는 것은 물론이고 '노화된 사람이 젊어지거나', 심지어 원하면 누구나 '노화되지 않은 채로 평생을 지낼 수 있는' 세상이 실현될 수도 있습니다. 물론 저도 그것을 믿고 있습니다.

노쇠의 벽을 넘을 수 있을까?

다시 현재로 돌아오겠습니다.

나이가 들면 어쨌든 몸이 점점 쇠약해지기 마련입니다.

그것이 '노쇠'라는 현상이며 노쇠의 벽은 누구도 넘을 수 없습니다. 아무리 건강해도 언젠가는 노쇠로 생애의 막을 내립니다. 누구나 그렇게 생각하고 있을 것입니다.

하지만 이 '노쇠의 벽'은 얼마나 확실한 걸까요?

예를 들어 이것은 일본인의 평균 수명이 지난 100년 동안 얼마나 늘었는지만 조사해도 알 수 있습니다. 그렇습니다. 결코 견고한 벽이 아닙니다.

일본은 세계 최고 수준의 장수국입니다. 일본 후생노동성 데이터에 따르면 2022년 시점에서 남성의 평균 수명은 81.05세, 여성은 87.09세입니다(일본 후생노동성 '2022년 간이생명표의 개황' 참고).

그런데 약 70년 전인 1955년에는 평균 수명이 어땠을까요? 확인해

그림 1-2 **일본 남녀별 평균 수명의 추이**

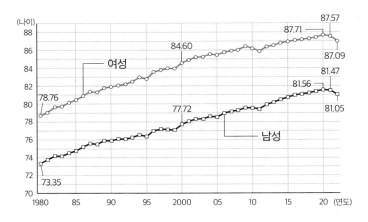

2022년 남성의 평균 수명(0세 평균 여명)은 81.05세, 여성의 평균 수명은 87.09세로 전년 대비 모두 줄었다.
출처: 일본 후생노동성

보면 남자가 63.60세, 여자는 67.75세입니다. 즉 일본인의 평균 수명은 지난 70년 동안 20년 더 늘어났습니다(일본 후생노동성의 2020년판 후생노동백서 『레이와(令和) 시대의 사회보장과 근로방식을 생각한다』 중 '평균 수명의 추이' 참고).

평균 수명이 가장 많이 늘어난 이유 중 하나는 유아 사망률이 크게 낮아졌기 때문입니다. 따라서 단순히 인간의 수명이 늘어난 것은 아닙니다. 하지만 이렇게 해서 70년 동안 수명이 20년 가까이 늘어났다면 1년 평균으로는 20÷70 = 0.28(약 100일) 정도 늘어난 셈입니다. 이 속도로 수명이 늘어난다면 현재 40세인 사람의 평균 수명이 90세를 넘는 날도 그리 멀지 않을 것입니다.

더욱이 30년 전의 60세와 지금의 60세를 비교해보면, 현대의 60세가 평균적으로 더 젊어 보인다고 할 수 있습니다. 분명히 '노화가 둔화'되고 있습니다. 적어도 사람들의 건강에 대한 의식과 행동이 이러한 변화에 기여하고 있다는 것은 분명합니다. 말하자면 **후천적인 요인이 수명을 연장시키는 데 영향을 미친다**는 뜻입니다.

■── 건강 수명은 자신에게 달려 있다

더 주목해야 할 것은 단순한 평균 수명이 아니라 건강 수명일 것입니다. 건강 수명, 즉 '건강한 상태에서 생활할 수 있다고 기대할 수 있는 평균 기간'을 나타내는 지표입니다. 실제로 이는 평균 수명보다 짧아서 2019년에 남성이 72.68세, 여성이 75.38세입니다(일본 후생노동성 '건강 수명의 2019년 값에 관하여' 참고).

우리가 잘 알고 있듯이 건강 수명은 개인차가 크고 결코 평등하지 않은 것이 특징입니다. 하지만 달리 말하면 자신의 지식과 노력 여하에 따라 어떻게든 늘릴 수 있는 수명이기도 합니다.

요컨대 평균 수명도 건강 수명도 현재의 숫자가 생물학적으로 정해진 것이 아니라는 것입니다. 따라서 **나이가 들어도 건강하게 살 수 있는 수단을 과학적인 견지에서 개척하는 데 의의가 있습니다.**

또 한 가지 흥미로운 점은 '생물은 늙어서 죽는다'는 노쇠 원리는 결코 모든 동물에게 해당하는 것이 아닙니다.

노화 연구 대상으로 유명한 스타가 바로 벌거숭이두더지쥐(학명 Heterocephalus glaber)입니다. 이 쥐에게는 '노화 세포가 잘 쌓이지 않고 소실되는 메커니즘이 있다'는 것을 구마모토대학의 미우라 교코 교수 팀이 2023년 7월에 발표했습니다.

생쥐의 수명이 3년 정도인 데 비해 벌거숭이두더지쥐는 30년으로

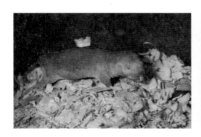
수명이 약 30년으로 알려진 벌거숭이두더지쥐는 생쥐에 비하면 10배 정도 장수한다.
©komiya teruyuki / nature pro./amana images

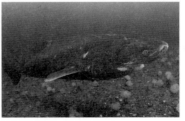
수명이 약 400년으로 알려진 그린란드상어는 척추동물 중 최장수 동물이다.
©Doug Perrine / http://naturepl.com/amana images

10배나 장수합니다. 나이가 들어도 거의 노화하지 않고 암에도 쉽게 걸리지 않습니다. 그 이유가 노화 세포의 메커니즘에 있다는 것이 연구로 밝혀졌습니다.[*6]

또 상어도 있습니다. 북대서양에 서식하는 상어종인 그린란드상어의 나이를 조사한 결과 최대 500세가 넘는 개체가 발견되었습니다. 이 상어도 엄청나게 나이를 먹었는데도 거의 노화하지 않았습니다. 현재 도쿄대학 대학원의 기노시타 시게하루 준교수 팀이 게놈 분석을 진행하고 있습니다.

즉 생물은 나이를 먹었다고 해서 반드시 노화하는 것은 아닙니다.

■ 항상성을 어떻게 확보할 것인가?

그렇다면 노화를 억제시켜 주는 요소는 어떤 것일까요? 현재 시점에서 확실한 것만 정리해보겠습니다.

앞서 말했듯이 인간의 신체는 37조 개의 세포로 이루어져 있고, 그 모든 세포가 유기적으로 연결되어 하나의 생명을 유지하고 있습니다. 그 **세포의 노화 제어에 필요한 것이 전문용어로 말하면 항상성** (homeostasis)입니다.

항상성이란 신체 내부나 외부의 환경이 바뀌어도 생리 기능을 일정하게 유지하는 성질을 말합니다.

예를 들어 몸 전체를 하나의 마을 공동체라고 한다면, 같은 동네에 살고 있는 이웃끼리 모두 사이좋게 협조하면서 살아가면 아무 문제도 일어나지 않을 것입니다. 그런데 그곳에 갑자기 이상한 외지인이 침입해오면 어떻게 될까요. 그 외지인들이 정해진 규칙에 따라 쓰레기를 배출하지 않거나, 모두가 협력해서 해온 청소 활동을 게을리한다든가 한다면, 그때까지 깨끗하게 유지되어 온 동네가 쓰레기장이 되고 질서가 흐트러지며 공동체가 깨지기도 할 것입니다. 체내로 말하자면 암세포 같은 것이 이런 외지인인 셈입니다.

그런 사태를 막기 위해서 사람의 신체에는, 비유하자면 '마을 경비대' 같은 기능이 갖춰져 있습니다. 예를 들어 전신의 당 대사를 제어하는 FOXO3(forkhead box protein O3)라는 유전자가 있습니다. 이 유전자를 활성화시키는 것이 센티네리언(centenarian), 즉 100세 이상의 장수자가 되기 위한 열쇠로 알려져 있습니다. 다만 이것도 양날의 검 같은 존재이기도 합니다.

FOXO3의 활성이 높으면 치매 등을 억제해서 수명이 늘어나기 때문에 FOXO를 장수 유전자라고 합니다. 하지만 FOXO3 유전자가 너무 많이 발현되면 근감소증(Sarcopenia, 노화에 따른 골격 근육량 감소 및 근육 기능 저하 - 옮긴이)이 진행될 확률이 높아집니다. 그렇다면 수명을 늘리기 위해서는 FOXO3를 37조 개의 모든 세포에서 발현시킬 것이 아니라 한정된 세포에서만 발현시키는 것이 좋을 것입니다. 그런데 그런 처방은 현재의 의료에서는 불가능해서 탁상공론에 불과한 실정입니다.

센티네리언을 대상으로 한 또 다른 연구에서는 APOE 유전자의 역할도 지적되고 있습니다. 또 TOMM40, APOC1, SOD2, KL 등 장수와 관련된 유전자가 계속해서 발견되고 있습니다.[*7]

이러한 유전자의 기능을 바탕으로 하면서 '항상성'을 어떻게 후천적으로 확보할 수 있을 것인가 하는 발상에서 생겨난 것이 '노화는 치료할 수 있다'는 생각, 즉 '노화는 질병이다'라는 관점입니다.

노화라는 질병의 양면성

"노화는 질병이다. 질병이므로 치료할 수 있다."

이것은 제 스승 싱클레어 교수의 지론이기도 합니다. 싱클레어 교수의 저서(공동 집필) 『노화의 종말』도 세계적인 베스트셀러가 되었습니다. 하버드대학 의학대학원의 유전학 교수인 싱클레어 박사는 실제로 스스로도 병에 걸리지 않도록, 즉 노화되지 않도록 매일 다양한 방법으로 관리를 하고 있습니다.

구체적으로는 칼로리를 제한하고, NMN 등의 보충제를 섭취합니다. 또 환경을 항상 조금 춥게 해서 지냅니다. 왜 군이 춥게 해두고 참는가 하면, 너무 강한 스트레스는 신체에 손상을 가져오지만 '적당한 스트레스는 노화를 억제하는 데 도움'이 되기 때문입니다.

그것 때문만은 아니겠지만, 싱클레어 박사는 확실히 젊어 보입니다. 반년쯤 전에 오랜만에 만났을 때도 '더 젊어진' 모습에 잠시 놀랐을 정도입니다.

그러면 '노화가 질병'이라면 도대체 어떤 질병일까요?

앞서 설명한 대로 노화란 동적인 변화입니다. 시간의 경과에 따른 동적인 변화는 '치명적인 질환'과 '신체 기능 저하', 두 가지로 나눌 수 있습니다.

치명적인 질환이란 말 그대로 사망률을 높이는 변화입니다. 예를 들어 심부전이나 신부전 등이 여기에 해당하는데, 조금 무섭게 표현한다면 '한번 발병하면, 현재로서는 치료가 불가능한' 불치병을 말합니다.

또 신체 기능의 저하는 근력 저하 및 기억력 저하, 관절의 가동 범위 감소 등의 변화로 나타납니다. 그 결과 '생활의 질(QOL, Quality of Life)'이 떨어집니다. 결코 치명적이지는 않지만, 결과적으로 인생을 즐길 수 없게 되는 건강 수명을 해치는 병이라고 생각할 수밖에 없습니다.

이 치명적인 질환과 신체 기능 저하 두 가지가 일체가 된 상태, 그것이 바로 '노화라는 질병'입니다.

노화 치료는 의식에서 시작

싱클레어 교수는 『노화의 종말』에서 다음과 같이 말했습니다. 50세에 폐암 진단을 받은 자신의 어머니에 관한 내용입니다.

한 가지 지적하고 싶은 것은, 어머니가 폐암 진단을 받기 전부터(말하자면 최초의 암세포가 폐에서 무질서하게 증식하기 전부터) 이미 노화는 시작되고 있었다는 점이다. 물론 그것은 어머니에게만 국한된 것은 아니다. 노화의 과정은 사람이 알아차리기 훨씬 전부터 시작된다. 유전병이나 불치병으로 불행하게도 젊은 나이에 목숨을 잃는 경우를 제외하고, 대부분의 사람들은 고령자 특유의 증상이 누적되기 훨씬 전부터 노화의 영향을 적어도 일부분 느끼게 된다. 분자 수준에서 보면 아직 외모도 기분도 젊을 때부터 노화 과정이 시작되는 경우가 많다.

그의 어머니는 그토록 즐겼던 담배를 끊고 폐 하나를 절제함으로써 70세까지 살았다고 합니다. 싱클레어 박사는 여기서 다음과 같이 날카롭게 지적했습니다.

"흡연이 노화의 시계를 빠르게 진행시켜 비흡연자보다 일찍 사망할 위험을 높인다는 것은 알고 있다."

"반면에 노화는 어떠한가. 노화 또한 사망의 확률을 높인다는 것이 분명한데도 우리는 그것을 피할 수 없다고 생각하며 받아들이고 있는 것이다."

어떻게 생각하시나요?

노화는 필연적인 걸까요, 그렇지 않은 걸까요?

노화도 치명적인 질병의 원인이라고 볼 수 있을까요, 없을까요? 후자를 선택하면 인간은 수명을 연장할 수 있습니다. 말하자면 **신체에 관한 지식과 의식을 확보하면 인간은 건강 수명을 연장할 수 있습니다.**

실제로 미국에서는 건강한 고령자와 건강하지 않은 고령자를 구분하는 것은 '교육'이라고 합니다. 물론 이것은 미국에만 국한된 것이 아닙니다. 유럽에서도 마찬가지입니다. OECD 23개 회원국에서 학력과 성별에 따른 수명의 차이를 조사한 연구가 있는데, 이 결과에 따르면 고학력자와 저학력자의 평균 수명의 차이가 25세 시점에서는 남성이 8년, 여성이 5년, 65세 시점에서는 남성이 3.5년, 여성이 2.5년 차이가 나 고학력자가 더 장수하는 것으로 나타났습니다.*8

말하자면 건강도 지식이 좌우할 수 있습니다. 나름대로의 지식을 갖추고 있으면, 원하는 대로 건강을 유지하면서 나이를 먹을 수 있다는 뜻입니다.

■ 노화 시계의 필요성

건강 수명에 대한 지식을 추구하는 것이 바로 '노년의학'입니다. 미국에서는 '제론톨러지(Gerontology)'라고 하는데, 쉽게 말하면 고령화를 과학적으로 연구하는 학문입니다. 구체적으로는 고령자가 건강하게 살 수 있는 방법을 연구합니다.

제가 매일 하는 일은 '노화 연구'입니다. 이 영역에서는 세포 내 분자의 움직임을 탐구해서 과학의 힘으로 건강 수명을 늘리기 위해 노

력합니다. 노년의학과 노화 연구, 한자로 표기하면 '노(老)'라는 글자
는 같습니다. 내용도 얼핏 보면 비슷해 보이지만, 노화에 대한 접근
법은 다릅니다.

그 노화 연구가 지금 엄청난 기세로 전 세계에서 활발하게 진행되
고 있습니다. 이러한 배경에는 두 가지 큰 변화가 있습니다.

첫 번째는 빅데이터의 힘입니다. 현대는 인간에 대한 다양한 데이
터를 엄청난 양으로 정밀하게 수집할 수 있게 되었습니다. 그야말로

그림 1-3   **생물학적 나이의 정량화에 따른 노화 억제의 응용 개념**

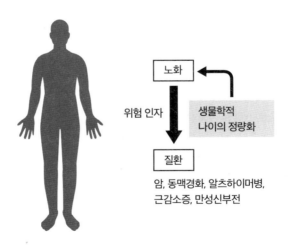

노화 연구는 노화 시계를 통한 생물학적 나이의 예측 및 정량화를 목표로 한다.

세포 내 분자 수준의 변화까지도 추적이 가능합니다.

두 번째는 이렇게 해서 수집한 빅데이터를 해석하는 AI의 힘입니다. 그 수준이 날로 진화하고 있습니다. 예를 들어 Chat GPT3가 3.5로 버전이 업그레이드되고, 다시 Chat GPT4가 나오기까지 시간이 얼마나 걸렸을까요? 이 초단시간에 만들어진 생성형 AI의 엄청난 진화를 활용하면, 혹은 생성형 AI의 향후 새로운 진화도 계산에 포함한다면 지금까지 상상도 하지 못했던 지식을 얻을 가능성이 높습니다.

그 성과로서 **우리 노화 연구자들이 목표로 하는 것이 '노화 시계'의 확립**, 즉 생물학적 나이의 측정입니다.

다양한 생체지표(Biomarker, 혈압, 심박수, 혈중 단백질의 양 등)를 측정해서 해석하면 사람의 생물학적 나이를 알 수 있고, 결과적으로 노화성 질환을 예측하고 예방할 수 있습니다. 따라서 통합적인 노화 시계를 확립하면, 머지않아 건강 수명도 과학의 힘으로 늘릴 수 있게 될 것입니다.

노화 시계는 2013년에 UCLA의 스티브 호바스(Steve Horvath) 박사가 최초로 제창했습니다. 호바스 박사는 DNA 배열에서 특정 부위(인간의 세포일 경우 353개)의 메틸화 패턴을 이용하여 세포의 나이를 추정하는 방법을 개발했습니다.

이것이 1세대 노화 시계이며 현재는 연구가 더욱 진행되고 있습니다. 그 결과 '그림에이지(GrimAge)', 'DNA 페노에이지(DNA PhenoAge)'의 2세대, '더니든페이스(DunedinPACE)' 등 제3세대의 새로운 노화 시계가 계속해서 개발되고 있습니다. 이들은 달력 나이가 아니라 건강 나이를 측정함으로써 질병과 사망률을 예측하는데 효과적입니다. 한편 각각 다른 연령이나 인종의 신체 기능에 대한 데이터를 바탕으로 만들어진 알고리즘이기 때문에, 어떤 상황에서 구분해서 사용해야 효과가 있는지는 아직 알려지지 않았습니다.

어쨌든 이 모든 것들이 인간의 세포 나이를 추정하는 수단인데, 일련의 기법을 통해 알 수 있는 사실이 있습니다. 그 사람의 달력 나이와의 차이입니다. 말하자면 건강 나이를 측정할 수 있기 때문에, 실제 나이(달력 나이)는 35세이지만 세포 나이(건강 나이)는 아직 20세 정도라는 것을 확인하고 "상당히 젊으시네요"라는 말을 들을 수도 있습니다.

건강 진단 항목에 '노화 시계 측정'이 추가되면 미래는 이런 모습이 됩니다.

"당신의 실제 나이는 40세이지만, 노화 시계 즉 노화도는 60세입니다. 그러니 지금 당장 칼로리 제한을 하고, 수면 시간을 늘리세요. 그리고 이 약을 복용하세요."

이처럼 미래 사회에서는 '먹는 약 = 화합물'로 세포가 젊어지는 치료가 실현될 것입니다. 결코 공상 과학 소설이 아니라 언젠가 반드시 찾아올 미래 사회의 모습입니다.

■ 노화 시계의 지표

현재도 노화 측정은 어느 정도 가능합니다.

노화의 지표 중 하나가 'DNA의 메틸화'입니다. 전문용어이므로 잠시 설명이 필요할 것 같습니다.

DNA의 메틸화, 이 현상은 DNA를 구성하는 4가지 염기(A: 아데닌, T: 티민, G: 구아닌, C: 시토신) 중 하나인 시토신(cytosine)에 메틸기(CH3, 가장 단순한 유기화합물 중 하나인 메테인〈CH4〉에서 수소 1개가 빠진 것)가 결합하여 일어나는 현상입니다. 그 결과 본래 작동해야 할 유전자의 발현이 **억제**됩니다. 따라서 체내의 메틸화 현상을 측정하면 노화의 진행 정도에 대한 하나의 기준, 즉 노화 시계를 얻을 수 있습니다(DNA 메틸화 수치가 높을수록 노화가 많이 진행된 것으로 추정합니다 – 옮간이). 최근에는 싱클레어 교수 연구실에서 매우 저렴한 기법이 개발되고 있어, 앞으로도 DNA의 메틸화를 이용한 노화 시계가 널리 사용될 것입니다.

최근 '혈중 염증 정도에 따라 노화도를 측정할 수 있다'는 내용의 논문이 발표되었습니다. '염증성 노화 시계(iAge, inflammatory aging clock)'라는 방법입니다. 체내 염증은 여러 가지 악영향을 미쳐 노화의 원인이 됩니다. 그러므로 염증이 얼마나 진행되었는지를 측정하면 그것이 노화의 한 지표가 됩니다. 또 얼굴 표정, 주름이나 늘어짐 등은 신체 기능과 관련된다는 논문에 근거하여 얼굴의 영상 진단으로 노화 시계를 추정하기도 합니다.

현재 일본에서는 DNA의 메틸화를 측정하는 서비스는 제공되지 않습니다. 미국에는 그와 관련된 벤처기업도 있어 머지않아 일본에서도 같은 서비스가 시작될 가능성이 있습니다. 다만 과학적인 견지에서 말하자면, DNA의 메틸화와 건강 위험의 상관관계 정확도는 그리 높지 않습니다. 따라서 가까운 미래에 서비스가 제공된다고 해도 하나의 기준 정도로 생각하면 될 것입니다.

다른 노화 시계의 지표로서 '케모카인(chemokine)'에 주목한 논문도 있습니다.[9] 케모카인이란 염기성 단백질로 사이토카인(cytokine)

의 일종이므로, 케모카인이 늘어나면 다양한 염증으로 이어집니다. 케모카인 중에서도 'CXCL9(CXC motif chemokine ligand9)'이라는 사이토카인 단백질은 나이가 들어감에 따라 변화하는 염증 지표(inflammatory markers)가 됩니다. 따라서 CXCL9를 측정하면 노화도를 해석할 수 있습니다.

물론 케모카인 측정만으로 인간의 노화도를 완전히 알 수 있는 것은 아닙니다. 보다 정밀한 노화 시계를 만들기 위해서는 상세한 정보가 필요합니다. 그 사람의 의료정보, 구체적으로는 심기능과 뇌 기능, 근력 등의 데이터, DNA의 메틸화와 케모카인, 심지어 게놈(DNA의 모든 유전 정보) 등의 데이터를 모두 모으는 것을 대전제로 합니다.

이러한 빅데이터를 딥러닝 등을 이용하여 분석하면 보다 정밀도 높은 수치가 산출됩니다. 이를 바탕으로 노화도, 즉 그 사람의 노화 시계가 가시화되어 가까운 미래의 모습이 그려집니다. 빠르면 아마 5년 후쯤부터 이러한 노화 측정 서비스의 전조가 나타날 것입니다.

■ 노화 시계가 주도할 가능성

저는 지금 혈액 속의 게놈을 모두 읽고 그 사람의 건강 나이와 질환을 예측하는 공동 연구를 진행하고 있습니다. 실제로는 부검에서 확보한 샘플을 활용한 연구를 진행하고 있습니다.

일본은 전 세계적으로 건강 진단 정보가 매우 충실합니다. 그래서 부검에서 확보한 샘플과 그 환자의 과거 건강 진단 정보를 종합하면 다양한 것들을 알 수 있습니다. 이렇게 알게 된 지식을 노화 시계에 활용하기 위해서 매일 도전하고 있습니다.

이 연구가 잘 진행되면 한 인간의 미래를 알 수 있게 됩니다. 즉 어느 나이에서 노화 시계를 측정하면 그 사람의 노화 정도를 알 수 있습니다. 또 **몇 년 후에 어떤 질병이 발생할지, 어떤 신체 기능의 저하가 일어날 것인지** 알 수 있습니다. 인생에 대한 '미래 예측'을 할 수 있는 가능성이 있다는 뜻입니다.

자신의 미래를 알게 된다면 거부감을 느끼는 사람이 있을 수도 있겠지요. 하지만 과학의 힘으로 미래는 불확실한 것이 아니라 예측 가능하다는 것을 이해한다면, 노화 시계 확립이 인류 진보에 기여하는 일이 될 것입니다. 그 과학의 힘을 어떻게 이용할 것인가는 어디까지나 개개인의 인식에 달려 있습니다. 따라서 우리는 다가올 미래를 대비해서 과학적 문해력(Scientific literacy)을 길러 두는 것이 좋습니다.

그러면 이제 노화의 연구 과정을 살펴보겠습니다.

■—— 노화 연구의 최전선

노화에 대한 일련의 연구가 활발해지기 시작한 것은 약 20년 전입니다. 불과 최근 10년, 20년 사이에도 주목할 만한 연구 성과가 많이 나왔습니다. 주요 내용은 다음과 같습니다.

- 칼로리 제한으로 수명이 늘어난다.
- 시르투인(sirtuin)이라는 장수 유전자를 활성화하면 수명이 늘어난다.
- 당뇨병 약인 메트포르민과 면역 억제제 라파마이신(rapamycin)이라는 화합물을 복용하면 수명이 늘어난다.

예를 들어 앞서 설명한 보충제 'NMN'은 장수 유전자인 시르투인을 활성화시킵니다. 다만 이 단계에서는 누구도 아직 노화를 질환이라고는 생각하지 않았습니다. 따라서 NMN도 라파마이신도 어디까지나 안티에이징 방법 중 하나였습니다.

그런데 2005년 무렵부터 새로운 연구 성과가 나왔습니다. 바로 파라바이오시스(Parabiosis)라는 혈액 교환술입니다. 젊은 쥐의 혈액을 늙은 쥐에게 지속적으로 주입했더니 늙은 쥐가 젊어지고 신체 기능이 개선되었다는, 마치 드라큘라 같은 이야기가 과학적으로 증명된 것입니다.[*10]

말하자면 회춘한 것입니다.

이는 노화에 저항하는 안티에이징과는 방향성이 다르고, 지향하는 결과도 다릅니다. 노화하지 않도록 하는 것이 아니라 노화를 치료해서 회춘하는 것입니다. 50세의 남성이 회춘 치료를 받고 30세가 되는 그런 세상이 된다는 뜻입니다.

또 회춘할 뿐만 아니라 늙은 쥐의 피를 수혈받은 젊은 쥐의 세포 노화가 촉진되어 신체 노화가 빠르게 진행된다는 연구 결과에 따라, 혈액에 들어 있는 어떤 성분이 노화를 조절할 수 있는 게 아닐까 하는 생각에 단숨에 연구에 탄력이 붙었습니다. **'노화는 치료할 수 있다, 그렇다면 어떻게 해야 할까?'**라고 생각하는 연구자가 늘어났습니다.

이어서 2016년에 나온 연구 성과도 놀라웠습니다.

스페인의 연구자 이즈피수아 벨몬테 교수가 체세포에 리프로그래밍 인자인 야마나카 4인자(Oct3/4, Sox2, Klf4, C-Myc)를 집어넣어 유도만능줄기세포(iPS)를 만들어 쥐의 수명을 연장하는 데 성공했습니다.[11] 야마나카 4인자는 노벨 생리학·의학상을 수상한 교토 대학의 야마나카 신야 교수가 발견한 4종류의 유전자(단백질)로서, 줄기세포처럼 여러 종류의 세포나 장기로 분화될 수 있는 기능(만능성, Pluripotency)을 가지고 있습니다.

싱클레어 박사 팀도 획기적인 성과를 거두었습니다. 2021년에 야마나카 3인자(Oct3/4, Sox2, Klf4)를 이용해서 신경의 회춘 효과를 입증했으며, 다시 2023년에는 야마나카 3인자 대신 화합물 칵테일을 사용해서 동일한 노화 세포의 회춘 효과를 확인했습니다. 화합물을 이용해서 세포 기능과 노화 시계가 젊어지는 것, 즉 세포가 젊어지는 먹는 약의 실질적인 가능성이 증명되었습니다.[12]

■ 노화가 수치화되는 미래

노화가 질병으로 인정된다면 무엇이 어떻게 달라질까요?

2021년 무렵부터 WHO에서는 질병을 진단할 때 국제 표준으로 사용되는 'ICD(International Classification of Diseases, 국제 질병 분류)'에 노화를 추가하는 움직임이 나타나고 있습니다. 최근 개정에서는 보류되었지만, 미국에서도 노화를 질병으로 인정하는 움직임이 현실화되고 있습니다.[13]

실제로 미국에서는 앞서 설명한 메트포르민을 이용한 임상시험(카테터를 삽입하여 치료하는 근골격계질환 통증색전술〈TAME, Transcatheter Arterial Micro Embolization〉)이 진행되고 있습니다. 이것은 치매와 암의 억제 효과를 조사하는 시험으로, 미국 노화연구연맹(AFAR, American Federation for Aging Research)의 지원을 받고 있습니다. 사우디아라비아 왕실은 건강 수명 연장을 목적으로 설립한 헤볼루션재단(Hevolution Foundation)도 지원하고 있습니다.[14]

요약하면 어쩌면 그리 머지않은 미래에 병원에서 "당신의 병은 노화입니다"라는 진단을 받을 가능성이 조금씩 높아지고 있습니다.

그래도 몸이 아파서 병원에 갔을 때, 의사에게 이런 말을 들으면 어떤 기분이 들까요?

"당신의 병은 노화입니다. 노안도 진행되고 있습니다."

"노화에 걸려 있어요. 근력 저하가 눈에 띄니 노쇠(Frailty)에도 조심하세요."

"인지 능력이 많이 떨어져 있습니다. 노화가 진행되고 있어요."

나이가 든 사람에게 이런 진단은 지극히 일반적이라고도 할 수 있습니다. 어떻게 보면 그런 정도는 의사가 말해주지 않아도 '내가 가장 잘 알고 있지'라고 생각할 것입니다. 무엇보다 가장 궁금한 점은 '그러면 이제부터 어떻게 되는 거야?'라는 것이겠지요.

좀 더 가까운 미래를 상상해보겠습니다. 예를 들어 병원에서 노화를 진단하기 위한 생체 지표(Biomarker)를 조사했더니, 당신의 10년 후는 이런 모습이 될 것이라며 생성형 AI가 이미지로 보여줍니다. 거기에 비친 자신의 모습은 얼굴에는 기미가 잔뜩 올라 있고 머리는 새하얗습니다. 게다가 완전히 비만체가 되어 있는, 그런 모습을 보게 된다면 누구나 오늘부터 자신의 앞날을 바꾸려고 생각할 것입니다. 실제로 자신의 노화된 모습을 알게 되면 노화를 예방하기 위해 스스로 대책을 강구하는 사람이 늘어나겠지요. 그 결과 건강 수명도 늘어나고 의료비도 줄일 수 있을 것입니다.

그러므로 노화 시계를 조기에 확립하는 것이 중요합니다. 생체 지표를 바탕으로 한 수치적 근거와 눈에 보이는 변화된 이미지, 말하자면 '노화의 수치화'가 의료 분야에서도 점점 요구될 것입니다. **과학적 관점에 기초한 향후의 대규모 의료 진화, 그것이 노화의 영역이 될 것이라는 것은** 분명합니다. 우리는 그런 시대에 살고 있습니다.

■ 행복도 노화를 좌우한다

이번 장의 마지막으로 정신적인 면에 대해서도 살펴보겠습니다.

당신은 자신이 행복하다고 느낍니까? 아니면 조금 불행할지도 모른다고 생각합니까?

이런 생각도 수명과 관련이 있습니다.

장수하는 사람은 주변 사람과의 인간관계가 좋으며, 일상생활에서 자주 행복을 느낍니다. 반대로 평균 수명을 넘지 못하는 사람은 외톨이로 외로운 사람이 많으며, 행복을 느끼는 경우가 적습니다. 이러한 연구 성과가 논문에서 나타나고 있습니다.[15]

실제로 생쥐를 대상으로 한 실험에서는 더 무서운 결과가 나왔습니다. 집단으로 기르는 생쥐와 개인이 기르는 혼자 있는 생쥐는 확실히 수명에 차이가 있었습니다. 혼자 사는 생쥐는 수명이 매우 짧았습니다.[*16] 이러한 연구 결과는 사회적 스트레스와 낮은 사회적지위가 포유류의 수명을 단축시키고 심혈관 질환(CVD)의 위험을 증가시킨다는 것을 시사하고 있습니다.

2015년 테드(TED) 강연을 통해 건강하고 행복한 삶에 대한 하버드대학의 연구 결과가 다음과 같이 밝혀졌습니다.[*17] 사람을 행복하고 건강하게 만들어주는 것은 좋은 인간관계이며, 그 인간관계에 대한 중요한 교훈이 세 가지 있다고 합니다.

첫째, 가족과 친구, 커뮤니티 등 주변 사람들과 연결되어 있는 사람들은 그렇지 않은 사람들보다 더 행복하고 건강하며 오래 산다.
둘째, 돈이나 명예보다 가까운 사람들과의 질 좋은 인간관계가 더 중요하다.
셋째, 좋은 인간관계는 그 사람의 뇌도 보호한다.

행복과 면역력에 대해서는 그 외에도 다양한 연구 결과가 나왔습니다. '행복을 느끼는 사람일수록 면역력이 높다. 그래서 감염병에도 암에도 잘 걸리지 않는다'는 것입니다.

달걀이 먼저냐 닭이 먼저냐 하는 이야기가 될 수도 있지만, 많은 사람과 어울리면서 기분 좋게 지내면 정신적으로 더 행복해집니다. 그러면 면역력이 높아지며 치명적인 질환을 피할 수 있습니다. 또한 점점 더 타인과의 교류가 깊어져서 신체 기능 저하도 예방할 수 있습니다. 즉 **좋은 인간관계는 건강 수명을 연장시켜 줍니다.** 이러한 것들이 바로 후천적인 영향에 속합니다.

제 2 장

노화를
혁신시키는
철학

노화 연구가 다양하게 진행되는 일본

최근 '백세인'이라는 표현을 자주 듣습니다. 백세인, 즉 '센티네리언'이란 나이가 100세 이상인 사람을 말합니다. 그리고 110세 이상인 사람은 '슈퍼센티네리언(super-centenarian)'이라고 합니다. 노화에 있어 우등생이 센티네리언입니다.

일본에서는 센티네리언의 인구수가 해마다 증가하고 있습니다. 2023년 9월 시점에 100세 이상의 고령자는 약 9만 2,000명입니다(후생노동성 홍보자료〈2023년 9월 15일자〉참조).

그중 90%가 여성입니다. 왜 여성이 더 오래 사는 걸까요? 뚜렷한 이유는 밝혀지지 않았지만, 통설로 남성의 흡연이나 과도한 음주, 과체중 등을 원인으로 들 수 있습니다. 그 외 남성호르몬의 영향도 있습니다. 쉽게 말하면 남성 호르몬인 테스토스테론으로 인해 호전적이 되기도 하고, 교통사고나 문제에 잘 휘말리기도 하기 때문입니다. 참고로 미국 듀크대학의 연구에서 테스토스테론 수치 상승과 이른바 위험한 행동이 관련되어 있음을 보여줍니다. 이렇게 유전자 단 하나의 차이가 수명에 얼마나 영향을 미치는지는 향후 연구 과제 중 하나입니다.

어쨌든 일본은 노화 연구를 다양하게 진행하고 있는 나라입니

다. 건강 진단을 포함한 전 생애에 걸친 질 높은 의료 데이터와 바이오뱅크

(혈액, 세포 등의 인체자원을 수집해 보관하다 연구기관 등에서 요청하면 제공하는 인체

자원은행-옮긴이)가 있기 때문입니다. 센티네리언과 슈퍼 센티네리언인

초고령자 연구도 다방면에 걸쳐 이루어짐에 따라, 백세인 특유의

면역세포가 존재한다는 것도 일본의 과학자를 통해 최근 밝혀졌습

니다.[*1] 구체적으로는 초고령자에게서 채취한 수천 개의 순환면역세

포를 단일 세포 수준에서 프로파일링한 결과, 보통 사람들에게는

거의 없는 헬퍼 기능을 가진 'CD4 T세포'가 많은 것으로 나타났습

니다.

  2장에서는 노화의 이상형인 건강 장수를 기점으로 과학적 관점의

최전선으로 여러분을 안내하겠습니다.

■ 노화 문제는 사회를 비추는 거울

세계 5대 장수 지역, 이름하여 '세계 5대 블루존(Blue Zone)'으로 알

려진 곳이 있습니다. 일본의 한 지역도 이 5대 블루존에 당당하게

이름을 올렸습니다. 5대 지역을 소개합니다.

1. 오키나와 (일본)

2. 사르데냐 섬 (이탈리아)

3. 로마린다 (미국 캘리포니아주)

4. 이카리아섬 (그리스)

5. 니코야반도 (코스타리카)

'오키나와가 세계 5대 장수 지역에 속한다고?'

그렇게 생각하며 놀라신 분들도 많을 것입니다. 오키나와에는 장수하는 사람들이 많습니다. 그 이유로 우선 생각할 수 있는 것은 식생활입니다. 오키나와 요리는 기본적으로 염분이 적습니다. 오키나와에서는 당분을 적게 먹고, 채소 섭취가 많으며, 오메가3 지방산 같은 생선에서 나오는 기름을 많이 섭취할 수 있습니다. 말하자면 장수식을 하고 있는 것입니다.

또 오키나와에는 '유이마루(한국의 두레나 품앗이와 유사 - 옮긴이)'라는 상부상조하는 공동체 정신이 뿌리내리고 있어, 친한 사람끼리 춤을 추거나 노래하거나 하면서 즐깁니다. 평생 친구가 많은 것도 장수의 이유 중 하나일 것입니다. 참고로 5대 블루존에서 볼 수 있는 다섯 가지 공통점은 다음과 같습니다.

1. 강한 사회적 연결

2. 건강한 식사

3. 적당한 운동

4. 스트레스 없는 생활

5. 인생에 대한 목적과 목표 의식

한편 같은 일본에서도 평균 수명이 짧은 것으로 유명한 지역이 도호쿠 지방의 아오모리현과 아키타현 등입니다. 의외일지도 모르지만 시코쿠 지방의 고치현과 도쿠시마현도 평균 수명은 길지 않습니다. 그 이유는 짐작하듯이 역시 식사의 영향일 것입니다. 도호쿠 지방의 식사는 염분이 많습니다. 또 시코쿠 지방은 사누키 우동의 본고장이므로 탄수화물 섭취량이 많은 것이 수명과 관련이 있을 것입니다.

그런데 오키나와도 최근에는 결코 장수촌이라고 할 수 없게 되었습니다. 왜냐하면 식사가 전통음식에서 햄버거 등 미국식 패스트푸드로 바뀌고 있기 때문입니다. 참고로 2020년 일본의 도도부현(일본 행정구역)별 평균 수명 순위를 보면 오키나와는 남성이 43위(80.73세), 여성이 16위(87.88세)입니다(후생노동성 〈2020년 도도부현별 생명표의 개황〉 참고). 그만큼 식사는 수명에 큰 영향을 미칩니다.

 이런 식으로 생각해보면 앞으로 일본이 '장수국'으로 계속 남을 수 있을지 여부는 라이프 스타일의 변화에 달려 있다고 할 수 있습니다. 과식이나 포식, 운동 부족, 고립, 은둔 같은 최근의 화제는 모두 노화를 촉진시키는 요소입니다. 참고로 흥미롭게도 센티네리언의 자식들이 반드시 장수하는 것은 아닙니다. 따라서 **백세인이 되는 이유는 유전적인 요소보다 후천적인 환경 요인이 더 큰 영향을 미치고 있다고** 생각할 수 있습니다. 이도 '노화 문제는 사회를 비추는 거울'로 간주되는 이유일 것입니다.

 다만 10년쯤 후에는 회춘 연구도 상당히 진행되어 있을 것이므로, 그 혜택을 받아 장수의 선택지가 늘어날 것입니다. 꼭 그렇게 되었으면 좋겠습니다. 그렇게 되기 위해 저희도 밤낮으로 연구를 진행하고 있습니다.

노화의 수수께끼와 만나다

1장에서 말했듯이 칼로리 제한도 장수 효과가 있습니다. 그렇다면 몸집이 큰 사람과 작은 사람 사이에는 수명에 차이가 있을 수 있습니다.

요컨대 몸집이 작고 식사량도 적은 사람은 칼로리 제한의 혜택을 자연스럽게 받고 있는 셈입니다. 반대로 많이 먹고 에너지도 많이 생산하면 산화 스트레스(섭취한 음식물이 산소와 반응하는 산화과정을 일으켜 유해산소가 급격히 증가해 인체에 나쁜 영향을 일으킴 - 옮긴이)도 쉽게 일어나기 때문에 일찍 죽을 가능성이 있습니다. 그뿐만 아니라 단순히 체내 세포량의 비교를 바탕으로 신체가 작은 사람은 큰 사람보다 장수한다는 연구 결과도 있습니다.

제 할아버지가 바로 몸집이 작고 오래 산 경우였습니다. 물론 이것은 'N = 1(샘플수가 1명)'인 경우이므로 전혀 과학적인 근거가 되지 못하지만, 할아버지는 95세까지 건강하게 살다가 돌아가셨습니다. 160cm가 채 안 되는 키에 식사량도 적고, 항상 채식하려고 노력했습니다. 개를 좋아해서 아침저녁으로 빠짐없이 개와 산책을 하고, 시 읊는 것도 즐기면서 몇 명의 지인들과 마지막까지 즐겁게 살기 위해 노력했습니다. 마치 장수의 본보기 같은 라이프 스타일이었죠.

그런 할아버지는 고작 'N = 1'이지만, 'N = 1'로 내 마음에 강렬하게 남아 있습니다.

키와 체중으로 계산해서 비만도를 나타내는 체질량지수(BMI)가 있습니다. BMI는 'Body Mass Index'의 약자로, 계산 방법은 'BMI = 체중(kg) ÷ 키(m) ÷ 키(m)'입니다. 예를 들어 체중이 60kg이고 키가 170cm(=1.7m)인 사람의 BMI는 '60 ÷ 1.7 ÷ 1.7 = 20.76'이 됩니다. 다만 BMI는 단순히 낮으면 좋다거나, 높으면 문제라거나 하는 수치는 아닙니다. BMI가 '22'가 되는 체중이 바람직하고 병에 가장 잘 걸리지 않는다고 하며, '25'를 넘으면 생활 습관병에 걸릴 위험이 커집니다.

그런데, 40세가 넘어 저체중인 사람은 수명이 짧아지는 경향이 있습니다.[*2]

앞에서는 할아버지를 언급했는데, 이에 대한 제 에피소드를 잠시 소개하겠습니다. 애초에 제가 왜 노화에 관심을 가지게 되었을까요? 그 계기를 알려드리겠습니다.

어렸을 때부터 저는 식물, 동물에 관계없이 생물의 다양성에 매력을 느꼈습니다. 고등학교 시절에는 친구와 함께 비디오 게임을 하고 애니메이션을 보면서, 한편으로는 리처드 도킨스의 『이기적 유전자』를 탐독하기도 했습니다.

'생명이란 도대체 뭘까?'

지금도 변함없이 그것이 저의 최대 관심사입니다.

대학에 입학했을 무렵, 자율 학습으로 학생 몇 명이 한 팀이 되어 과제를 찾아 정리하는 일이 있었는데, 이때 '노화'를 선택했습니다. 대학 도서관에서 노화에 대한 일본어 총설을 읽다가 교토대학교 나베시마 요이치 명예교수의 '클로토(Klotho)'라는 단백질에 대한 논설을 접하게 되었습니다. **클로토는 노화와 건강에 영향을 미치는 단백질이며, 클로토 결핍은 노화 가속화와 유사한 증후군을 유발한다**고 나와 있었습니다.

노화가 가속화한다는 게 대체 무슨 소리지?

생각해보면 그것이 바로 '노화의 수수께끼'와의 만남이었습니다. 이상하다는 생각에 여러 가지를 조사해보다가 '베르너 증후군(Werner syndrome)'과 '허친슨 길포드 프로제리아 증후군(HGPS, Hutchinson - Gilford Progeria Syndrome)'을 알게 되었습니다. 두 가지 모두 희귀한 유전성 질환, 즉 노화가 가속화되고 있는 것처럼 보이는 질병입니다.

■ 유전자의 돌연변이와 난치병

베르너 증후군이란 노화가 조기에 진행되는 질환으로, 매우 이른 시기부터 노화가 시작됩니다.

원인은 WRN 유전자의 변이 때문입니다. 변이란 예를 들어 단 하나의 염기 시토신이 티민으로 돌연변이를 일으켜 단백질이 짧아지거나 중요한 기능이 상실되는 것이 원인입니다. 구체적으로는 WRN 유전자의 DNA를 복구하는 기능이 저하됩니다. 그 결과 DNA에 손상이 축적되거나, 미토콘드리아의 기능이 저하되며 이로 인해 노화가 빨라집니다. 그뿐만 아니라 성장이 지연되거나 당뇨병, 동맥경화 같은 질병에 걸리기 쉬워집니다. 지금까지 국제적인 연구와 증례 등록에 따라 많은 WRN 유전자 변이가 발견되었습니다.

허친손 길포드 프로제리아 증후군도 특정 유전자 LMNA의 변이로 일어나는 질환입니다. LMNA 유전자에 변이가 생기면 세포막의 구조가 불안정해집니다. 그 결과 베르너 증후군과 마찬가지로 DNA에 손상이 축적되면서 많은 세포가 기능을 상실하고 결국 성장 장애나 심장병 등이 조기에 발병됩니다.

이러한 선천성 유전자 이상으로 조로증에 걸린 사람들은 평균 수명이 13세 전후라고 합니다. 어떻게든 그들을 구할 방법이 없을까. 그런 생각에 머리가 복잡해졌습니다.

2002년 당시 일본·미국·유럽 등 각국이 인간의 게놈을 해독하는 '인간 게놈 프로젝트'를 진행하고 있었고, '게놈을 해독하면 모든 병의 수수께끼가 밝혀진다'고 했습니다. 하지만 실제로는 유전자 가위로 유전자를 교정할 수 있는 게놈 편집 기술(CRISPR)이 개발되어 자유롭게 교정할 수 있게 된 20여 년이 지난 지금도 그렇게 간단한 문제가 아닙니다. 다만 그 당시 대학생이었던 저에게는 충분히 매력적인 시사였습니다. **노화의 원인을 게놈 정보를 통해 이해함으로써 노화를 치료하는 방법도 만들 수 있지 않을까** 하는 과제를 얻은 것입니다.

■ 애슐리의 가르침

다양한 논문을 조사하던 중 허친손 길포드 프로제리아 증후군에 걸린 애슐리 헤기(Ashley Hegi, 1991년에 태어나 2009년에 사망)의 존재를 알게 되었습니다. 헤기의 투병 생활을 담은 다큐멘터리와 TV 시리즈가 전 세계에서 방송되었고, 14세가 되던 해에 유튜브를 통해 조로증을 겪는 환자들에게 감동적인 조언을 남기기도 해서 아는 분들도 많을 거라고 생각합니다.

애슐리는 정상인의 10배 가까운 속도로 노화가 진행되어 17년의 생애를 마감했습니다. 하지만 애슐리는 결코 인생을 비관하거나 하지 않았습니다.

"다시 태어나도 나를 선택할 것이다. 왜냐하면 나는 나라는 사실이 좋기 때문이다."

그렇게 말하고 웃는 애슐리였습니다. 만약 장수하더라도 15년 정도면 죽음을 맞이해야 하는 병입니다. 어릴 때부터 그런 사실을

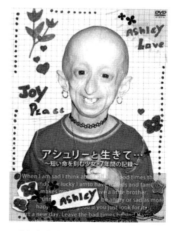

<애슐리의 삶-짧은 목숨을 새기는 소녀, 7년간의 기록(アシュリーと生きて… ~短い命を刻む少女・7年間の記録~)>에는 애슐리 헤기의 생애가 담겨 있다.

알고 '누구도 완벽하지 않은 존재'라는 사실을 받아들입니다. 그런 그녀는 작은 생물을 사랑하고 주위 사람들에게 매일 미소를 보냈습니다.

평균 수명이 13세인 프로제리아 환자임에도 17세에 세상을 떠나 '이례적으로 장수'했다고 일컬어지던 그녀의 일생은 노화의 수수께끼에 하나의 답을 주었습니다.

사람은 '몇 년을 사느냐가 아니라 어떻게 사느냐'는 것이 중요하다. 살아있는 시간을 보내는 방법이 인간의 노화이고 성숙이다.

그렇다면 최대한 오래 더 나답게 살 수 있다면 노화에 대한 생각이 바뀌지 않을까? 과학과 혁신을 통해 시간의 가치를 높일 수 있지 않을까? 점점 이러한 생각에 빠져들어 노화 연구를 전공하게 되었습니다.

대학원에서는 베르너 증후군의 원인 유전자인 WRN이 DNA의 이중가닥을 풀어주는 DNA 분리효소인 헬리카제(helicase)이기도 하므로, 마찬가지로 헬리카제가 중요한 역할을 하고 있는 DNA 복제 연구 영역으로 나아갔습니다. 실제로는 연구에 사용한 생물이 분열효모로서 대칭으로 분열하는 세포이기 때문에 어느 쪽이 엄마세포이고 어느 쪽이 딸세포(세포 분열로 생긴 세포 – 옮긴이)인지 몰라서 노화 연구는 할 수 없었습니다. 그래도 7년 동안이나, 마사이 히사오 선생(正井 久雄, 현 도쿄도 의학 종합 연구소 소장)에게 신세를 지면서 분자생물학과 생화학, 유전학 등 많은 연구의 기초를 다져왔습니다.

또 혼자서 할 수 있는 일에 한계를 느낀 후부터는 가능한 한 주위 사람들과 어울리려고 노력했습니다. 틀어박혀 살기에는 인생이 너무 아깝다고 생각했습니다. 마사이 선생의 반대를 무릅쓰고 노화 연구 유학을 떠난 보스턴에서는 스타트업과 투자, 개발 등을 공부하기 위해 적극적으로 커뮤니티도 시작했습니다. 기초연구부터 실제로 사람이 사용할 수 있는 제품화에 이르기까지, 임상시험부터 역산하면서 투자자 등의 중개 전문가와 함께하는 과정은 새로운 세계였습니다.

보스턴뿐만 아니라 서해안을 포함해 미국에서는 노화에 대한 치료법 개발이 활발합니다. 점차적으로 노화 연구에 따른 혁신의 요구, 혹은 회춘 효과로 혜택을 받는 것은 반드시 고령자 본인뿐만이 아니라는 사실이 눈에 보이기 시작했습니다. 가족, 간병인, 병원 경영자, 보험회사 등 개인에서 커뮤니티로 확산되어 경제적 이익도 창출하게 됩니다. 요컨대 **노화의 혁신은 사회적인 혁신**이기도 합니다. 앞으로 노화 치료가 가능해지는 세계는 지금의 우리는 생각지도 못할 정도로 확산될 것입니다. 화폐 시스템이나 우주 개발에 이르기까지, 인터넷이나 AI 같은 기술을 플랫폼으로 하면서 크게 진화해 나갈 것입니다.

■ 에피게놈이라는 후천적 요인

앞에서 언급했듯이 베르너 증후군도 허친슨 길포드 프로제리아 증후군도 선천적인 유전자 변이로 인한 질병입니다. 사람의 몸은 60조개의 세포로 구성되어 있고 세포마다 2만 3,000개의 유전자가 있습니다. 그중 불과 단 하나의 유전자가 돌연변이를 해서 노화가 진행됩니다. 따라서 노화라는 동적 변화에 유전적 요인이 얽혀 있는 것이 틀림없습니다.

하지만 일란성 쌍둥이의 연구에 따르면, 유전적으로는 완전히 같더라도 수명은 각각 다르다는 것은 1장에서 말한 바와 같습니다. 비록 유전적 배경이 같더라도 태어난 이후의 환경에 따라 수명은 달라집니다. 일란성 쌍둥이 중 한 명은 미국에서 기름진 음식만 먹고 자랐고, 다른 한 명은 어린 시절부터 이탈리아로 이주해 장수 음식으로 알려진 지중해식을 계속 먹었다면 인생의 모습이 달라집니다.

사고나 암에 걸리지 않는 한 이탈리아로 이주하는 편이 장수할 확률이 높습니다.

반복하지만, 식사와 운동 습관, 수면 등에 따라 수명이 달라집니다. 과학적인 견지에서도 노화에 영향을 미치는 유전적 선천적 요인은 20% 미만에 불과하고, 나머지 80% 이상은 환경이나 경험 같은 후천적 요인이라는 것이 밝혀졌습니다.

그렇다면 후천적 요인에 따라 신체에 생기는 차이는 도대체 어떤 것일까요?

바로 에피게놈(epigenome, 후성 유전체)입니다.

에피게놈이란 유전자의 변화가 아니라 유전자 **발현 방식**의 변화를 나타내는 말입니다. 유전적으로는 완전히 똑같아야 할 일란성 쌍둥이에게 일어나는 변화는 바로 에피게놈으로 인한 것입니다. **에피게놈은 환경에 따라 후천적으로 변화하는 정보**라고 할 수 있습니다.

에피게놈을 요리책에 비유하면

그런데 '유전자의 발현 방식이 바뀐다'는 것은 무슨 뜻일까요.

예를 들어 사람의 DNA 전체를 한 권의 두꺼운 요리책이라고 합시다. 이 요리책의 글자 수는 전부 32억 개(= DNA, 즉 염기쌍의 총수)이며, 그 안에 약 2만 3,000개의 레시피(= 유전자, 즉 특정 단백질을 만드는 방법)가 적혀 있습니다. 이 레시피에 사용된 문자의 총수는 전체 문자수의 약 1.9%, 대략 6,000만 자 정도 됩니다.

인간 게놈 프로젝트가 완료된 지금도 나머지 방대한 문자가 무엇을 의미하는지는 잘 알 수 없습니다. 다만 최근의 연구 성과에 따르면 의미를 알 수 없는 문자에도 **중요한 의미가 담겨 있다는 것이** 점차 밝혀지고 있습니다.

어쨌든 문제는 레시피에 있습니다. 이 레시피는 사용하기 매우 어렵습니다. 무엇보다 정리가 되지 않았다는 약점이 있습니다.

예를 들어 프렌치 코스 요리(= 특정 단백질)를 만들고 싶어도 **레시피가 하나로 정리되어 있지 않고**, 종류별로 나열되어 있지도 않습니다. 그래서 코스 요리를 제대로 만들려고 하면, 여기저기 페이지를 뒤져가며 레시피를 각각 참조해야 합니다.

하지만 도움이 될 만한 표시는 있습니다. 예를 들어 그 요리책에는 '프렌치' 같은 메모지가 붙어 있습니다. 그 메모지를 따라가서 필요한 레시피가 적혀 있는 페이지를 참조하다 보면 제대로 된 프렌치 코스 요리가 완성됩니다.

그런데 만약 요리책을 오랜 세월에 걸쳐 계속 사용하는 동안에 메모지가 떨어지거나, 떨어진 메모지를 실수로 다른 페이지에 붙여 버리면 어떻게 될까요? 그렇게 되면 프렌치 요리는 만들 수 없게 됩니다.

레시피 책의 문장 그 자체(= DNA)에는 아무런 변화가 일어나지 않았고, 한 글자도 수정되지 않았습니다. 하지만 메모지의 위치가 부정확해졌기 때문에, 참조해야 할 레시피를 관련시킬 수 없게 되어 버립니다. 따라서 본래 만들어져야 할 요리가 완성되지 못하게 됩니다. 이러한 메모지의 혼란(= 정보의 변화)이 '에피게놈'에 해당합니다.

그리고 레시피 책의 문장 자체가 수정되거나 페이지 자체가 누락되면, 그때는 먹을 수 없는 요리가 되어 버립니다. 이런 상태가 유전자 변이에 의해 발생하는 각종 질환이나 암의 발병이라고 할 수 있습니다.

노화의 원인은 이러한 에피게놈, 즉 메모지의 변화일 것으로 생각됩니다. 그렇다면 메모지의 위치를 제자리에 돌려놓으면 됩니다. 다시 말하면, **에피게놈을 제어할 수 있으면 노화를 억제할 수 있다**는 뜻입니다. 2023년 데이비드 싱클레어 박사 팀은 이러한 젊은 에피게놈 정보가 상실됨에 따라 노화가 진행되는 개념을 '노화의 정보 이론 (The Information Theory of Aging, ITOA)'이라고 하며 총설에서 소개했습니다.[*3]

■ 에피게놈을 벽장에 비유하면

에피게놈이 어떤 것인지 조금씩 이해되기 시작하셨나요? 더욱 알기 쉬운 또 다른 비유가 바로 '벽장'입니다.

벽장 전체를 DNA라고 해볼까요? 거기에는 필요한 여러 가지 도구가 갖추어져 있습니다. 이들 중 필요할 때 필요한 도구를 필요에 따라 사용합니다. 즉 유전자를 사용해서 필요한 단백질을 몸속에서 만듭니다.

그런데 오랜 세월 사용하는 동안(=나이가 들면서) 처음에는 정리 정돈되어 있던 벽장 안이 뒤죽박죽 흐트러지게 됩니다. 말하자면 청소기를 사용하고 싶어도 어디에 있는지 알 수 없어 결국 청소기로 청소를 할 수 없게 됩니다.

그렇게 되면 곤란하겠지요.

이때 필요한 것은 벽장을 원래대로 정돈해 주는 하우스키퍼입니다. 이 하우스키퍼 역할을 하는 것이 시르투인 유전자입니다. 구체적으로는 시르투인 유전자에 의해 만들어지는 단백질 '시르투인'이 벽장을 정리해줍니다. 즉 에피게놈을 수정해주는 것입니다.

레시피 책으로 비유하자면, 잘못된 곳에 붙어버린 메모지를 올바른 위치에 다시 붙여주는 것이 시르투인 유전자입니다. 다만 한 가지 문제가 있습니다.

시르투인 유전자도 나이가 들면서 쇠퇴한다는 것입니다. 따라서 벽장 정리를 대충해버리거나 메모지를 다시 붙이면서 살짝 엉뚱한 위치에 붙이기도 합니다.

그렇다면 어떤 식으로든 시르투인, 즉 하우스키퍼의 기운을 북돋울 수 있다면 벽장은 다시 제대로 정리 정돈될 것입니다.

이 **시르투인 유전자를 활성화시켜주는 화합물이 바로 NAD+**(니코틴아마이드 아데닌 디뉴클레오티드〈Nicotinamide Adenine Dinucleotide〉)**라는 효소**입니다. 원래 세포 내에 NAD+가 있지만 나이가 들어가면서 감소합니다. 그래서 이를 보충하는 화합물로서 앞서 언급한 NMN이라는 보충제가 주목받고 있는 것입니다.

보충제로 NMN을 섭취하면 그것이 NAD+로 변환되어 시르투인 유전자가 활성화됩니다. 따라서 벽장이 다시 깔끔하게 정리되어 필요한 것을 필요할 때 사용할 수 있게 됩니다.

즉 노화를 제어할 수 있는 것입니다.

■ 노화 스위치가 보이기 시작했다

제가 노화 연구를 시작한 것은 'ICE(for Inducible Changes to the Epigenome, 에피게놈을 변화시켜 노화 상태로 만든) 생쥐'를 제작하면서부터입니다.

ICE 생쥐는 유전자의 DNA 일부를 인위적으로 손상시켜 에피게놈을 변화시킨, 말하자면 노화를 가속화시킨 생쥐입니다.

연구 방법은 처음에 일반 생쥐를 ICE 생쥐로 만든 다음, 이러한 ICE 생쥐의 노화를 치료합니다. 즉 일부러 벽장을 흔들어서 일단 내부를 뒤죽박죽으로 만든 다음 원래대로 되돌리는(= 치료하는) 것입니다. 이때 벽장 속의 물건이 완전히 망가져버린 걸까요, 아니면 단지 정리되어 있지 않은 것뿐일까요. 후자라면 단지 정리되어 있지 않은 것만으로 정말 노화가 가속화되는지, 그 과정을 10년 이상에 걸쳐 연구했습니다.

이 논문은 싱클레어 박사의 리더십과, 공동 제1저자이자 친구인 양재현 박사(현 카이스트 교수)의 방대한 데이터, 그리고 많은 공동 연구자의 지원으로 2023년 미국 과학 학술지 〈셀(Cell)〉에 게재되었습니다.[*4] 이 내용은 학술 논문이므로 여기서는 알기 쉽게 설명하겠습니다.

앞에서 언급한 노화의 정보 이론(The Information Theory of Aging)에는 젊었을 때의 에피게놈 정보가 시간이 흘러 상실됨에 따라 노화가 일어난다고 했는데, ICE 생쥐를 사용한 실험의 목적은 바로 그것을 실험적으로 증명하는 데 있습니다.

각각의 세포와 장기에는 간이나 뇌처럼 정체성을 결정하는 에피게놈이 아날로그 정보로 기록되어 있습니다. 하지만 젊은 ICE 생쥐에게 회복 가능한 약한 '흔들림'을 DNA 손상 스트레스 형태로 주면 디지털 정보인 DNA 서열이 아니라 아날로그 정보인 에피게놈이 변하게 됩니다.

그 결과 젊은 ICE 생쥐는 단지 '젊음의 끝'이 아니라 노화가 가속화되어 치매, 근감소증, 골다공증 같은 증상이 빠르게 나타납니다. 이는 어떤 의미에서 보면 젊었을 때의 에피게놈 정보를 올바르게 취득하면, 자신이 어떤 노화를 겪게 될지 예측할 수 있다는 뜻이기도 합니다.

다만 흔들림에 따라 에피게놈 정보를 잃기 쉬운 세포와 장기, 정보를 유지하기 쉬운 세포와 장기로 나누어집니다.

또 에피게놈 정보를 소실시키는 스트레스에도 역치가 있다는 것이 밝혀졌습니다. '인내의 한계'라는 말이 있는데 실제 우리 몸속에서도 스트레스가 일정량을 초과하면 도미노가 쓰러지듯 에피게놈 정보가 상실되어 노화가 진행됩니다. 이것은 ICE 생쥐를 사용한 실험에서도 나타납니다. DNA의 손상 기간이 2주가 아니라 3주를 초과하면 노화의 스위치가 켜지는 것입니다.

인간의 노화에도 비슷한 역치가 있을 것입니다. 일란성 쌍둥이라도 한쪽이 나이 들어 보이거나, 앞서 언급한 베르너 증후군인 환자가 30세 전후에 급격하게 노화 과정과 비슷한 증상이 진행되는 것도 에피게놈 정보의 역치와 관련이 있을 수 있습니다.

건강한 사람도 대체로 65세가 지날 무렵부터 노화가 급격하게 가속됩니다. '노화 스위치'라고 할 수 있는 가속 기동 장치, 즉 '도미노 쓰러뜨리기'에서 첫 번째 도미노를 누르는 손가락은 도대체 어떤 것일까요? 이것을 과학적으로 밝혀내는 것이 현재 저의 연구 과제 중 하나입니다.

20대 상태로 살아갈 미래

ICE 생쥐에서 발견된 DNA 손상을 2주간 지속한 경우와 3주간 지속한 경우 명확한 차이가 있다는 것은, 전자와 후자 사이 어딘가에서 노화 스위치에 의한 도미노 현상이 일어나기 시작한다는 것을 말해줍니다.

최초의 도미노가 쓰러지면 노화가 단번에 진행됩니다. 그렇다면 선두에 있는 도미노가 쓰러지지 않게 강화하면 노화를 멈출 수 있지 않을까요?

이미 어떤 단백질이 노화 스위치에 영향을 주고 있다는 것을 알고 있으며, 구체적인 후보 물질도 몇 가지 발견되었습니다. 머지않아 연구가 진행되면, 예를 들어 20대나 30대 단계에서 '노화 스위치·단백질'의 상태를 스스로 체크할 수도 있습니다. 그뿐만 아니라 20대 상태로 변하지 않고, 그 후 30년이나 40년을 살아가는 미래도 가능하게 될 것입니다.

즉 '노화 방지', '젊어지는 회춘법(Rejuvenation)' 뿐만 아니라 노화에 대한 제3의 길이 보입니다. 그것은 다음과 같습니다.

"젊은 상태로 세월을 보낼 수 있다."

"그건 말도 안 되는 소리지"라고 할 것이 아닙니다. 벌거숭이두더지쥐와 땅거북은 실제로 '늙지 않은 인생'을 살고 있습니다. 세포의 노화를 막는 메커니즘을 갖추고 있기 때문에 이들은 노화하지 않습니다.

준텐도대학의 미나미노 토오루 교수가 개발한 '노화세포 제거 백신'도 노화된 세포만 가지고 있는 표식을 인식해서 신체에서 노화세포만 제거함으로써 질병을 예방하거나 치료하는 개념입니다.[*5] 도쿄대학 대학원의 나카니시 마코토 교수(현 도쿄대학 의과학 연구소 소장) 등의 팀도 노화한 세포를 제거하는 약물 개발과 항체를 사용해서 노화를 제어하는 시험에 대해 발표했습니다. 세포가 노화하는 구조에도 에피게놈이 상당히 관련되어 있습니다. 이렇게 다양한 방법에 의해서 노화를 '멈추는' 날이 머지않아 실현될 수도 있습니다.

벽장을 깨끗하게 유지하는 방법, 즉 **노화를 가속화시키지 않는 것에 대한 연구는 과학의 최전선에 있는 주제**입니다.

실제로 나이에 어울리지 않게 젊은 사람들은 이미 세상에 많이 있습니다. 그들의 벽장은 이유는 알 수 없지만 항상 잘 정돈되어 있습니다. 물론 정리하기 위해서 매일 노력하고 있는 사람도 있고, 특별히 아무것도 하지 않는 사람도 있을 것입니다.

그렇지만 체내에서는, 즉 DNA 수준에서는 어떠한 메커니즘이 반드시 작용하고 있을 것이며, 그것은 에피게놈일 것입니다.

에피게놈을 해석해서 그 실태를 밝혀내면 노화 연구는 분명 비약적으로 발전할 것입니다.

제 3 장

노화를
볼 수 있게 하는
과학

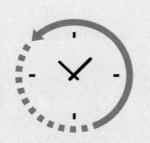

제네틱과 에피제네틱

유전자의 기능은 정말 신기합니다.

아버지와 어머니로부터 똑같은 DNA 배열을 물려받은 일란성 쌍둥이라도 성격이나 생김새도 다르고 수명도 다릅니다. 과학자로서 다소 어울리지 않는 표현을 하자면 '유전자는 유연성이 높아' 보입니다. 그래서 더 흥미롭습니다. 유전자야말로 바로 동적 변화의 주역이라고 할 수 있습니다.

지금까지 말했듯이 선천적인 요인(= 유전)이 인간의 노화에 미치는 영향은 20% 미만입니다. 즉 나머지 80% 정도가 후천적 요인(= 환경)이라면, 그 변화를 해명하면 노화라는 동적 변화에 대한 80%의 이미지를 파악할 수 있다는 것입니다. 하지만 그렇게 좀처럼 풀리지 않은 것이 유전자의 이상한 점입니다. 이번 3장에서는 제네틱과 에피제네틱을 기점으로 노화의 핵심을 좀 더 살펴보겠습니다.

먼저 '제네틱(genetic)'부터 살펴보겠습니다. 영어로 유전자 'gene'에 'ic'(~같은)라는 접미사가 붙은 형용사로, '유전의', '유전적인', '유전에 관련된'이라는 뜻입니다.

도대체 유전자란 무엇일까요?

인간의 신체를 컴퓨터에 비유하면 유전자는 그것을 움직이는 프로그램에 해당합니다. 우리의 신체는 유전자의 지령에 따라 살고 있기 때문입니다. 간단히 말하면 그 유전자의 지령에 따라 우리가 살아가기 위한 다양한 단백질이 만들어집니다. 그 일꾼인 유전자(단백질을 만드는 레시피)는 체내의 전체 게놈 DNA 중 약 1.5%에 해당합니다. 참고로 나머지 약 98%의 DNA 배열은 증폭자(Enhancer)와 촉진유전자(promoter) 배열 등 유전자의 사용법을 조정하는 기능을 가진 것부터, 아직 기능을 알 수 없는 배열까지 최전선의 연구 과제입니다.

반면 에피제네틱(epigenetic)은 '제네틱'에, 그리스어로 '위'를 뜻하는 '에피'를 합친 단어입니다. 즉, '유전적인' 것을 '초월한' 영역을 의미합니다.

이 말은 어떻게 사용될까요? 예를 들어 에피제네틱한 변화(epigenetic changes, 후성유전학적 변화)는 유전자의 기능을 제어하는 스위치의 온·오프를 조절하는 DNA의 변형을 말합니다. 이러한 변화는 DNA에서 일어나지만 DNA의 염기 서열 자체를 변화시키지는 않기 때문에 '에피제네틱한 수식'이라고도 합니다. 그리고 세포 내의 DNA 전체(게놈)에서 유전자의 발현을 제어하는 모든 수식을 '에피게놈'이라고 합니다. 2장에서 요리책과 벽장에 비유한 그 현상입니다.

이미 알고 계시겠지만, 식사나 운동 등 생활 습관에 의한 인체의 후천적인 변화는 이 에피제네틱한 수식과 상당히 관련되어 있습니다. 유전자의 온·오프 스위치의 발동이 동적 변화를 일으키기 때문입니다. 따라서 **노화 연구의 열쇠는 이 '에피제네틱에 대한 해명'**이라고 할 수 있습니다.

■ 에피게놈 변화에 의한 노화

노화의 정보 이론(The Information Theory of Aging)에서 말하는 후천적인 변화, 즉 에피제네틱한 수식에 의한 노화란 구체적으로 어떤 것일까요?

예를 들어 자외선이나 산화 스트레스 같은 것은 신체에 에피제네틱한 수식을 일으킵니다. 피부가 굳어지고 주름이 생기며, 신체도 유연성이 없어지고 두발도 얇아집니다. 이러한 일련의 노화에 따른 변화는 유전자 수준에서 일어나고 있는 에피제네틱한 수식에 의한 것입니다.

  그중에서도 영향이 큰 것이 앞 장에서 언급한 것처럼 **왕성하게** 활동하고 있는 줄기세포입니다. 구체적으로는 에피제네틱한 수식에 의해 줄기세포의 유전자 발현 방식이 변화합니다. 레시피 책에 비유한다면, 참조해야 할 페이지가 바뀌어 버려 만들려고 했던 요리를 할 수 없게 됩니다. 벽장에 비유하면 원래 사용해야 할 도구가 아니라 실수로 다른 도구를 사용하게 되어 제대로 청소할 수 없게 됩니다. 이것이 에피게놈입니다.

  반면에, 어떤 원인에 의해 DNA 자체가 손상되는 등 DNA 배열 자체에 변화가 일어나는 현상을 '변이(mutation)'라고 합니다. 변이에서는, DNA를 구성하고 있는 4개의 염기 A, T, C, G 중 하나가 다른 염기로 대체됩니다. 혹은 어떤 염기가 빠지거나 새로운 염기가 더해지기도 합니다. 이것도 레시피 책이나 벽장으로 비유하자면, 레시피에 적혀 있는 글자가 바뀌어 버리거나 벽장 안에 들어 있는 청소기가 빗자루나 쓰레받기가 되어 버리는 것입니다. 이러한 변이에 의해서 생기는 전형적인 병이 암입니다.

  에피제네틱한 변화, 즉 DNA 자체를 손상시키지 않고 유전자의 '온·오프'(=발현)에 영향을 주는 변화는 'RCM(Relocalization of Chromatin Modifiers, 염색체 수식 인자의 재배치) 모델'이라고 하며 인체는 그로 인해 질병에 걸리거나 노화가 진행됩니다. 또 변이로도 노화가 일어납니다. 즉, **에피게놈 변화나 변이를 일으키지 않도록 하면 노화도 억제할 수 있다는** 것입니다.

어떻게 하면 에피제네틱한 변화를 억제할 수 있을까요.

예를 들어 볼락(Sebastes inermis의 일종인 띠볼락(Sebastes zonatus)이라는 물고기가 있습니다. 띠볼락 중에는 약 200세까지 사는 개체가 있습니다.

어떻게 그렇게 엄청난 장수를 유지할 수 있을까요? 아무래도 띠볼락은 장수에 관련된 유전자 네트워크를 갖추고 있는 것 같습니다. 이 유전자 덕분에 에피게놈 변화나 변이가 잘 일어나지 않습니다. 그러므로 늙지도 않고, 오래 살 수 있는 것입니다.

게다가 띠볼락은 기본적으로 심해에 서식하고 있습니다. 심해는 주위의 온도가 낮고 산소 농도도 낮습니다. 그런 환경에서는 생물이 별로 움직이지 않기 때문에 산화 스트레스 등으로부터도 보호되고 있습니다.

반면 우리 인간은 유전자 수준에서 보면 원래 수명은 40~50년 정도로 설계되어 있습니다. 심장을 움직이는 심근 세포도 본래 수명은 55년 정도입니다. 물론 인체의 부품 중에는 각막처럼 100년 정도 유지하는 것도 있습니다. 하지만 심장이나 폐 등 하루 종일 움직이는 장기는 그만큼 빨리 피폐해집니다.

■ 천사도 악마도 될 수 있는 유전자

하지만 인체에는 이러한 에피제네틱한 변화를 복구하는 기능도 갖추고 있습니다. 그 대표 선수가 앞서 언급한 장수 유전자 시르투인입니다.

2장의 비유로 말하면, 벽장이 뒤죽박죽으로 흐트러진다(=노화한다)면, 하우스키퍼(=시르투인 유전자)가 찾아와서 원래대로 정리정돈(=복구)해줍니다. 물론 시르투인뿐만 아니라, 앞서 말한 FOXO3 등여러 가지 하우스키퍼가 존재합니다. 그래서 원래대로 돌아가면 사건은 일단락되는 셈입니다.

그 외에도 장수 유전자로 알려진 것 중에 APOE가 있습니다. 이전에 본 적이 있는 흥미로운 논문에 FOXO3나 APOE에 단일 핵산염기 다형현상(SNPs)이 있는 사람은 장수한다고 나와 있었습니다.*[1] 단일 핵산염기 다형현상을 간단히 말하면, DNA 염기 서열에서 1개의 염기 **서열의 차이**를 보이는 유전적 변화를 SNP(single nucleotide polymorphism)라고 합니다. 그런데 그 유전자의 에피제네틱한 변화에 대해서는 밝혀지지 않았습니다. 특히 APOE에 대해서는 'APOE ε4'가 알츠하이머병의 위험을 높이는 데 반해 'APOE ε2'와 'APOE ε3'는 그 위험을 낮춥니다. 동종의 유전자가 천사도 악마도 되는 것입니다.

말하자면 이러한 **유전자 배열의 미묘한 차이가 나아가서는 수명의 차이가 된다**는 뜻입니다.

상상해보세요. 벽장을 정돈해주는 하우스키퍼도 평생 만능이라고 할 수는 없습니다. 자외선에 여러 번 노출되거나 산화 스트레스에 자주 상처를 받으면 아무리 훌륭한 하우스키퍼라도 지쳐버립니다. 지쳐버린 하우스키퍼 중에는 복구 수단을 잊어버리는 경우도 있을 것입니다. 그렇게 되면 벽장의 질서는 붕괴됩니다. 즉 노화가 시작되는 것입니다.

신체는 흔히 생물이라고 하는데, 반복되는 유전자 수준의 복구 작업은 복구 자체를 불가능하게 만들어 버립니다. 그러므로 DNA 손상형 에피제네틱한 변화를 일으키는 요인, 즉 자외선을 받거나 산화 스트레스를 일으키는 행위는 가능한 한 피하는 것이 좋습니다.

■ 에피제네틱 메모리의 장점과 단점

최근의 연구 성과 덕분에 '에피제네틱 메모리(Epigenetic memory)'도 주목받기 시작했습니다. 에피제네틱 메모리란, 환경이나 스트레스에 의해서 변화하는 에피제네틱한 수식이 세포 내에서 오랫동안 유지되거나, 세포 분열을 통해서 **계승되는** 현상을 말합니다.

예를 들어 어떤 감염증에 걸렸다고 할 경우, 체내에서는 그 감염 상태에 대해 모든 방법으로 대항(= 활성화)해야 합니다. 원래 빠르면 빠를수록 좋은 것이 감염병에 대한 체내 활성화입니다. 첫 감염의 경우에는 나름대로 시간이 많이 걸리지만 이미 경험한 감염증이라면 빠르게 대응합니다. 신종 코로나바이러스(COVID-19) 백신의 3차 부스터 접종과 면역 기능 강화도 여기에 해당합니다. '기억 T세포'로도 불리는 헬퍼 T세포에서는 감염증의 기억이 에피제네틱한 수식으로 발생하며, 그에 따라 체내가 회복되기 때문입니다. B세포와 T세포는 감염증에 대응하여 항체를 만들거나 감염된 세포를 배제하는 획득 면역(후천성 면역 – 옮긴이)으로 분류되는데, '대식세포(Macrophage, 선천적으로 감염증에 대응하는 자연 면역)'에서도 에피제네틱 메모리가 존재합니다. 또 에피게놈은 정확하게 다음 세대의 세포에도 계승됩니다. DNA 자체가 변화하는 것이 아니라 '어떤 유전자를 사용하기 쉬운 상태로 대비해 둘 것인지' 공격 자세를 유지하는 것입니다.

그런데 이런 점이 유전자의 **변덕스러운 성질**이라고도 할 수 있는데, 원래 몸을 보호해야 할 에피제네틱 메모리가 오히려 손상을 입히는 경우도 있다는 것이 밝혀졌습니다. 즉 에피제네틱한 변화는 노화와 관련된 질병의 위험을 높이는 경우가 있습니다. 예를 들어 앞서 설명한 감염으로부터 몸을 보호하기 위한 T세포도 나이가 들어감에 따라 기능이 상실되어 감염에 약해집니다. T세포가 본래 사용해야 할 미토콘드리아 유전자, 즉 올바른 T세포로 분화하기 위한 유전자가 사용하기 어려운 상태로 기억되어 버려 질병에 걸릴 위험이 높아지는 것입니다.[*2]

말하자면 **에피제네틱 메모리에도 장점과 단점이 있습니다.** 그러므로 체내에서 불필요한 에피제네틱 메모리가 발생하지 않기 위해서, 되도록 감염증에 걸리지 않도록 평소에 조심하는 것도 노화를 막는 중요한 마음가짐입니다.

■ 자외선과 산화 스트레스에 의한 노화

먼저 자외선의 영향에 대해서 유전자 측면에서 살펴보겠습니다.

자외선을 받으면 '티민 다이머(Thymine dimer)'라는 현상이 발생하는 경우가 있습니다. 이는 DNA를 구성하는 4개의 염기 중 하나인 티민이 자외선의 영향으로 비정상적인 결합을 일으키는 현상을 말합니다.

티민 다이머가 발생하면 유전자 정보를 제대로 읽을 수 없게 되어 피부암이 발병할 위험도 높아집니다. 그렇게 되지 않기 위해서라도 DNA를 손상시키는 자외선 등의 환경으로부터 피부를 보호하는 의식을 평소에 가지는 것이 중요합니다. 다시 말하지만, 그것이 노화 억제로 이어집니다. 의료 영역에서는 '모든 사람이 일상적으로 자외선 차단제를 사용하는 것이 이상적'이라고 합니다.

다음은 산화 스트레스에 대해 살펴보겠습니다.

산화는 인간의 체내 전체에서 일어납니다. 쉽게 말하면, 산소 원자가 분자에 결합하는 것이 산화입니다. 사람은 호흡에 의해 체내에 산소를 흡수하고, 음식물 등 입으로 섭취한 영양소를 태워서(= 산화해서) 에너지로 바꿉니다. 하지만 산화가 과도하게 일어나면 DNA가 손상될 수 있습니다. 그것이 바로 산화 스트레스입니다.

건강한 사람에게는 항산화능력(활성산소를 제거하는 능력)이 있습니다. 하지만 그 능력을 초과하는 수준으로 활성산소가 생성되면 산화 스트레스가 되어 그대로 체내에 축적됩니다. 구체적으로는 앞서 언급한 자외선과 방사선, 그 외에도 흡연과 음주 등이 산화의 요인이 됩니다. 즉 **산화 스트레스의 원인은 일상생활에 있습니다.**

그뿐만이 아닙니다. 산화 스트레스의 원인에는 심리적인 스트레스도 포함됩니다. 오히려 이렇게 복잡해진 정보사회에서는 정신적인 스트레스로 체내의 산화가 촉진되는 경우가 더 클 수도 있습니다.

회사에 다니는 사람이 상사로부터 받는 갑질이 그 전형적인 예입니다. 저처럼 연구직인 경우에도 학교 내 갑질을 당한다는 내용이 뉴스에 나오기도 합니다(저는 운이 아주 좋아서 지금까지 그런 갑질 같은 것을 당한 경험이 전혀 없습니다). 이러한 괴롭힘으로 인한 정신적인 스트레스가 산화 스트레스가 되어 뇌 속에서 염증 반응을 일으킵니다.

염증 반응이 뇌 안에서 일어나면 신경 세포에 악영향을 미칩니다. 예를 들어 신경 전달 물질 중 하나인 세로토닌 분비가 저해되기도 합니다. 세로토닌은 '행복 호르몬'이라고도 하는데, 이 호르몬이 분비됨에 따라 기분이 안정되고 행복감이 높아집니다. 반대로 세로토닌 분비가 감소하면 우울증에 걸릴 위험이 증가합니다. 말하자면 우울증도 노화 현상의 일종이고 산화 스트레스가 그 원인 중 하나라고 할 수 있습니다.

■ 고독도 노화의 요인

사회적 스트레스는 사람과 사람과의 관계에서 생기는 스트레스입니다.

"그렇다면 애초에 사람과 관계를 맺지 않으면 사회적 스트레스를 받지 않아도 되잖아요."

"항상 혼자 지내게 된다면 스트레스로 인한 노화를 피할 수 있지 않을까요?"

그렇게 생각할 수도 있겠지만 실제로는 그렇지 않습니다.

혼자서 지내는 것, 즉 **고독도 뇌 속 스트레스의 한 요인**이 됩니다.

사람마다 정도는 다르지만 고독이 가져오는 악영향은 생쥐 실험으로 밝혀졌습니다.

1장에서도 언급했듯이 동료 생쥐와 함께 사육되는 경우와 태어날 때부터 한 마리로 사육된 생쥐는 수명이 확실히 다릅니다. 고독한 생쥐는 수명이 짧습니다. 그 이유는 뇌의 신경 기능 저하 때문입니다. 뇌의 신경세포는 타인과의 교류로 활성화되는데, 교류가 없어지면 활성화되지 않게 됩니다. 즉 기능 자체가 저하되고 전신의 호르몬 제어 기능에도 악영향을 미칩니다. 나아가 면역기능도 약해져서 감염병에도 걸리기 쉬워지며, 결국 오래 살지 못하고 죽음에 이르게 됩니다.

고독이 주는 스트레스에 대해서는 미국 하버드대학 '건강과 행복 센터'의 연구가 잘 알려져 있습니다. 이 센터에서는 사람과의 교류가 행복이나 건강에 미치는 영향과 남성이 고독사하기 쉬운 원인을 조사했습니다. 그 결과 고독감은 개인의 웰빙을 저하시키고, 건강상

의 위험을 높일 가능성도 있다고 지적했습니다.[*3]

"사람들과 있어도 혼자 있어도 스트레스가 생긴다면, 결국 심리적인 스트레스는 피할 수 없는 거네요."

아닙니다. 희망을 버리기에는 아직 이릅니다. 스트레스를 스트레스로 생각하지 않으면 됩니다.

■ 불필요한 노화를 막으려면

도대체 스트레스란 무엇일까요?

이것도 사실 굉장히 어려운 질문입니다. 왜냐하면 똑같은 심리적 압박을 받더라도, 그것을 받아들이는 방식에는 개인차가 작용하기 때문입니다. 즉 심리적 압박을 스트레스로 느끼는 사람이 있는가 하면, 자신에게 성장의 기회가 되리라 생각하는 사람도 있습니다. 사람마다 생각하기 나름입니다.

얼마 전에 본 유튜브 프로그램에서 전 일본 축구 대표 선수 혼다 게이스케가 다음과 같은 이야기를 했습니다.

"이길 수 있는 경기에서 지면 큰 야유를 받잖아요. 그럴 때 저는 실패했다고 낙담하지는 않아요. 오히려 졌다는 사실은 더 높이 도약하기 위한 기회가 아닐까 하고 생각하죠."

일반적으로는 '괴롭다'고 생각할 법한 사건을 마주해도 그것을 어떤 식으로 해석할지는 사람마다 천차만별입니다. "흰색이나 검은색이 아니라 그 사이에 있는 회색 영역은 무한하다." 혼다 게이스케의 말은 그런 근본적인 것을 생각나게 했습니다.

현대 SNS 사회에서는 양자택일에 빠지기 쉽습니다. 타인이 이해하기 쉬운 반응이 요구되기 때문이죠. 하지만 가만히 생각해보면 타인의 평가로 인한 스트레스 때문에 자신의 노화가 진행된다면 너무 억울한 일입니다.

'타인과 나를 비교하지 않는다.'

타인은 타인의 유전자, 나는 나의 유전자를 소중히 여기면 된다는 식으로 선을 그으면, 불필요한 스트레스(= 불필요한 노화)를 억제할 수 있습니다. 그렇게 생각하고, **다른 사람들과 많이 교류하면서도 개개인이 자기 방식대로 살아간다**는 자세도 노화 억제에 도움이 됩니다.

스트레스의 호르메시스 효과

좋은 소식도 있습니다. 일정 수준의 스트레스는 세포를 재생시키는 긍정적인 작용을 합니다. 이를 '**호르메시스**(hormesis) **효과**'라고 하는데, **유해성 물질이라도 소량이면 인체에 유익한 효과를 줄 수 있다**는 뜻입니다. 일정한 칼로리 제한이나 운동도 여기에 해당합니다.

스트레스와 수명의 관계에 대해서는 선충을 사용한 연구에서도 흥미로운 결과가 보고되었습니다. 막 태어난 선충들에게 스트레스 물질 농도를 달리 주었더니 낮은 스트레스를 받은 선충의 수명이 1.7배 늘어났습니다.[4] 이는 스트레스로 인해 에피제네틱한 변화가 생긴 결과라고 생각됩니다. 선충은 생후 초기에 기아, 무산소, 삼투압 등의 환경 스트레스에 노출되면 휴면 유충(Dauer larva)이라는 상태로 바뀌어서 스트레스가 사라질 때까지 가만히 기다립니다.

휴면 유충기를 지나온 선충은 스트레스를 기억하므로 유전자 발현이 변화됩니다. 그에 따라 번식 능력이 저하되는 대신 수명이 연장되어, 보통 14일 정도 살던 선충의 수명이 최대 10배까지 늘어납니다. 성체 초기에도 온도를 20℃에서 25℃로 하루만 옮겨도 스트레스 저항성이 개선되고 수명이 연장되므로 놀라운 일입니다. 이러한 실험과 검증은 사람에서는 적용하기 쉽지 않습니다. 하지만 이런 것들을 감안하면, 어린 시절에 적당한 스트레스를 받으면 에피제네틱한 변화에 의해 신체 기능이 높아져서 장수할 가능성이 있습니다.

실제로 생쥐를 이용한 실험에는 유소년기의 운동이 장기 기억을 촉진시키는 것으로 확인되었습니다.[*5] 기억에 중요한 '해마'라는 대뇌변연계의 일부에서 '점화 효과(priming effect)'에 의해 앞서 경험한 자극이 이후의 인지에 영향을 미치는 현상이 관찰되었습니다. 마찬가지로 생쥐를 이용한 실험에서는 젊었을 때의 근육 트레이닝이 장기적으로 근육에서 기억되었다가, 고령이 되었을 때 근육 트레이닝 효과를 촉진하는 것으로 밝혀졌습니다.

젊은 층에서도 안티에이징

사람의 경우에도 나이가 들고 난 후 운동하는 것보다 중고등학교 시절에 운동한 경험이 있는 고령자가 근감소증(Sarcopenia)의 위험이 낮습니다.[*6] 이것은 근육에 새겨진 기억, 즉 '머슬 메모리(muscle memory)'의 작용 때문이며, 운동뿐만 아니라 염증성 사이토카인 중 하나인 '종양괴사인자 알파(TNF-α)'가 근육의 감소 및 위축을 유발하는 등 다양한 스트레스를 근육 세포가 기억하는 장기적인 영향에서 발생하는 현상입니다. 어쨌든 야구나 농구의 엘리트 운동선수에 대한 종단연구 데이터를 통해 조기의 운동 능력이 말년의 사망률과 노화를 예측하는 데 중요한 것으로 밝혀졌습니다.[*7] 젊었을 때부터 몸에 적절한 부하를 주는 것이 효과적이라는 뜻입니다.

보통 '안티에이징은 중장년의 전매특허이며 젊은 층과는 관계없다'는 인식이 있었지만, 지금까지 말했듯이 **젊었을 때부터 노화 억제를 위해 노력하는 것이 상당히 중요**합니다.

예를 들어 타우린이 수명의 연장과 신체 기능을 유지하는 데 중요하다는 보고가 있는데, 유년기의 타우린 결핍이 골격근, 시각, 중추신경계의 기능장애를 일으킨다는 것도 예전부터 잘 알려져 있습니다. 우리가 개발한 ICE 생쥐에서도 젊었을 때의 스트레스가 에피게놈을 변화시켜 노화를 가속시키는 것으로 나타났습니다. 따라서 생물학적 나이를 가속시키지 않기 위해서라도 유소년기나 젊은 시절부터 적절한 노화 조절을 하는 것이 매우 중요하다는 것을 알 수 있습니다.

센티네리언의 보이지 않는 조건

일본 후생노동성의 발표에 따르면 2023년도에 100세를 맞이하는 사람은 2023년 9월 1일 시점에서 4만 7,107명(남성 6,727명, 여성 4만 380명, 전망치 포함)입니다. 같은 시점에서 100세 이상의 인구수는 9만 2,139명으로, 불과 60년 전인 1963년에는 153명이었습니다. 도저히 일어나지 않을 것 같은 일이 실제로 일어나는 현상을 '블랙스완'이라고 하는데(예전부터 유럽인들은 모든 백조가 희다고 생각해왔는데, 검은 백조가 17세기 말에 호주 서부에서 처음으로 발견된 데서 유래), 100세 이상의 인구가 60년 만에 600배 이상 될 것이라고 도대체 누가 예측할 수 있었을까요?

그렇다면 이 센티네리언들은 도대체 어떤 유년기를 거쳐 온 사람들일까요?

센티네리언이나 슈퍼센티네리언 연구에서, 유소년기부터 식사와 운동, 흡연을 포함한 라이프 스타일, 체중을 관리해왔으며, 많은 센티네리언이 과부라는 사실이 알려졌습니다. 육류, 계란, 유제품 대신 곡물, 생선, 채소를 중심으로 한 식생활, 고령이 될 때까지 적극적으로 일을 하는 것, 배려심 있는 지역사회와의 유대 관계 등 최근 점점 중요시되고 있는 장수를 위한 조건도 그들 각자가 갖추고 있는 것 같습니다. 그 외에 TV 방송 등을 통해 다음과 같은 내용도 들을 수 있었습니다.

"슈퍼센티네리언 사람들은 목장 근처라든지 위생 상태가 결코 좋다고 할 수 없는 곳에 살았기 때문에 유소년기에 감염병에 걸리는 등 스트레스를 받은 사람도 많았다."

실제로 일본의 9만 2,000명이나 되는 센티네리언들이 모두 목장 생활을 하는 것은 아닙니다. 하지만 유년기의 환경과 수명이 상당한 관계가 있다는 것은 과학적인 관점에서도 알려진 사실입니다. 예를 들어 유소년기의 심각한 영양 결핍은 질환의 위험이 될 수 있습니다. 그와 반대로 앞서 말한 것처럼 가벼운 스트레스가 세포 내에서 기억되면 건강과 수명에 긍정적인 영향을 미칩니다. 일본에서도 유행하고 있는 사우나는 심혈관 질환의 위험을 장기적으로 예방하고,[8] 간헐적인 단식(Intermittent Fasting)이 당뇨병, 암, 심장병, 신경변성에 대해 예방효과가 있는 것으로 나타났습니다.[9] 중요한 것은 **스트레스에도 플러스와 마이너스 양면적인 효과가 있다는 것**을 센티네리언들이 가르쳐 주고 있다는 사실입니다.

같은 스트레스라고 해도 사람에 따라 받아들이는 정도가 다르다는 것도 앞서 언급했습니다.

"그러면 긍정적인 효과를 내기 위해서는 어느 정도의 스트레스를 받아야 할까요?"

그런 질문을 저도 가끔 듣지만, 유감스럽게도 스트레스의 좋고 나쁨을 측정하는 기준은 현재로서는 없습니다. 다만 1장에서 소개한 노화 시계가 확립되면 일정한 지표가 생길 것으로 보입니다. 예를 들면 다음과 같은 조언을 받을 수 있습니다.

"당신은 55세이지만 건강 연령은 40세 전후이므로, 매일 30분 정도의 근육 트레이닝을 계속하는 것이 효과적일 것입니다."

"당신은 55세지만 건강 연령은 60세가 넘습니다. 따라서 매일 6,000~8,000보 정도는 걷도록 신경을 써 주세요."

혹은 가까운 미래 사회에서는 "40세의 몸으로 돌아가려면, 이 약을 매일 복용하세요"라며, 젊어지는 약을 처방받게 될지도 모릅니다.

모두 인체의 세포 수준에서 노화도를 측정할 수 있는 미래에는 몇 살이 되더라도 '이상적인 건강나이'를 주체적으로 유지할 수 있는 사회가 될 것입니다.

생물학적 노화의 특징

'노화는 병이 아니다'라고 생각하는 일반적인 사회에서, 싱클레어 박사는 저서 『노화의 종말』을 통해 '노화는 질병이다'라고 했습니다.

도대체 노화와 질병을 구분하는 중요한 기준은 무엇일까요?

예를 들어 암처럼 **병의 원인이 생물학적으로 일정하게 정의되어 있고, 진단 가능하며 치료, 즉 개입할 방법이 있는지 여부**가 중요한 기준입니다. 즉 지금까지 노화는 나이가 듦에 따른 신체 기능의 저하로 간주되어 노인성 황반변성증(AMD.age-related macular degeneration), 골다공증, 당뇨병 등의 요인 중 하나라고 여겨져 특별하게 진단도 치료도 할 수 없다고 생각했습니다.

하지만 1935년에 3명의 박사(맥케이, 크로웰. 메이너드)가 발표한 〈성장 지연이 수명의 길이와 최종 체격에 미치는 영향(The Effect of Retarded Growth upon the Length of Life Span and upon the Ultimate Body Size)〉이라는 논문에서 세계 최초로 쥐를 이용한 실험을 통해 칼로리를 제한함으로써 포유류의 수명이 늘어난다는 사실을 확인했습니다.

1990년 이후에는 노화와 함께 변화하는 유전자와 단백질 제한과 칼로리 제한으로 수명이 늘어나는 이유를 많은 연구자들이 밝혀냄에 따라, 노화를 예방할 뿐만 아니라 조절한다는 개념이 새롭게 생겨났습니다. 그리고 2013년에 스페인 오비에도대학의 카를로스 로페즈-오틴 교수 팀이 '생물학적 노화의 특징(Hallmarks of Aging)'을 9가지로 분류하였으며, 2023년에는 이것이 12가지로 갱신되었습니다.[*10]

생물학적 노화의 특징 12가지는 다음과 같습니다.

① 유전체 불안정성(유전 정보가 불안정해짐)

② 텔로미어의 길이 단축(염색체 말단에 있는 텔로미어의 보호 기능이 취약해짐)

③ 후성유전적 변화(후천적인 DNA 배열의 화학수식과 유전자 사용법의 조정)

④ 단백질 항상성 상실(단백질 분해 등)

⑤ 자가포식 기능 저하(세포가 자신의 일부를 분해, 재이용하는 작용의 저하)

⑥ 영양소 감지 능력 저하(세포 내의 영양·대사 이상)

⑦ 미토콘드리아의 기능 저하(세포 내 에너지 생산 감소)

⑧ 세포의 노화(노화된 세포가 주변 환경을 변화시킴)

⑨ 줄기세포의 고갈(피부 및 혈액, 뇌 등 조직의 항상성 저하)

⑩ 세포 간 소통의 변화(세포 속 신호 이상 등)

⑪ **만성 염증**(면역세포의 기능 저하)

⑫ **장내 미생물 불균형**(다양한 세균과 공생함으로써 대사와 면역 등 신체 전체를 제어

하는 시스템의 파탄)

생물학적 노화의 특징을 확인함에 따라 노화 제어가 가능해지는

날이 조금씩 다가오고 있습니다.

생물학적 노화의 특징이 나타내는 노화 요인

이번에는 좀 더 구체적으로 살펴보겠습니다.

생물학적 노화의 특징에는 '3가지 기준이 있다'고 카를로스 로페

즈-오틴 교수 팀은 생각했습니다.

① 노화 과정에서 생기는 특징이 시간에 따라 나타난다. ② 특징

(홀마크스)과 관련된 단백질이나 유전자를 실험적으로 강하게 하거

나 약하게 함으로써 노화를 촉진하거나 늦출 수 있다. 그리고 가장

중요한 것은 ③ 특징과 관련된 단백질이나 유전자를 표적으로 치료

적 개입을 함으로써 노화를 감속·정지 또는 역전시킬 수 있다.

즉 시간에 따라 변화하는 **노화라는 현상에 대해 분자 수준에서 세포를,**

신체 전체로 파악해서 통제하는 것이 가능하다는 것을 의미합니다.

물론 사람과 같은 포유류는 신체 구조가 매우 복잡합니다. 효모, 선충, 파리 같은 비교적 수명이 짧고 구조가 단순한 생물보다 노화의 정의가 어려운 측면도 있습니다. 하지만 생물종을 한정하지 않고 생물학적 노화의 특징을 포착한다는 관점으로서 이해하기 아주 쉬워서, 30만 편 이상의 논문에서 사용되고 있는 개념입니다.

앞에서 언급한 생물학적 노화의 특징 12개 항목은 크게 다음과 같은 세 가지 특징으로 나눌 수 있습니다.

1. **손상을 주어 노화를 유도하는 특징을 가진 계통**(프라이머리〈primary〉계)

2. **길항계로 그 강도에 따라 노화를 억제하거나 촉진하는 계통**(안타고니스틱 〈antagonistic〉계)

3. **세포와 조직의 항상성을 통해 노화 전체를 직접 통제하는 계통**(인티그레이 티브〈Integrative〉계)

프라이머리계로 분류되는 노화 요인은 ① 유전체 불안정성, ② 텔로미어의 길이 단축, ③ 후성유전적 변화, ④ 단백질 항상성 상실, ⑤ 자가포식의 기능 저하입니다.

안타고니스틱계는 ⑥ 영양소 감지 능력 저하, ⑦ 미토콘드리아의 기능 저하, ⑧ 세포의 노화입니다.

그리고 인티그레이티브계는 ⑨ 줄기세포의 고갈, ⑩ 세포 간 소통의 변화, ⑪ 만성 염증, ⑫ 장내 미생물 불균형입니다.

■ 세포 간 소통

생물학적 노화의 특징 12가지는 각각 독립적인 것이 아니라 서로 영향을 주고받습니다.

DNA에 손상을 주는(자외선, 산화 스트레스 등에 의함) 유전체 불안정성이 나이가 들면서 축적되면 미토콘드리아의 기능 저하와 세포 노화의 원인이 되며, 이것이 줄기세포에서 생기면 혈액과 근육을 잘 만들지 못하게 됩니다. 또 식사나 감염증 등 일상적인 스트레스는 '후성유전적 변화'로 기억되어, 세포 내의 영양소 감지 능력(판별)에 관련되는 유전자와 염증에 관련되는 유전자의 기능에 장해를 가져오기도 합니다. 말하자면 많은 세포가 서로 연락하고 의사소통합니다. 체내에서는 직접 혹은 간접적인 신호를 통해 세포들 간의 정보 교환이 항상 이루어지고 있습니다. 따라서 생물학적 노화의 특징의 핵심은 각각의 세포 안에서 완결되는 것이 아니라 **인체라는 시스템 전체에 대한 접근법으로 파악할 필요**가 있습니다.

비유하자면 사람 간의 관계 같은 것일 수도 있습니다. 사람과 사람이 파티장에 모여 직접 대화를 나누는 경우도 있고, 인터넷을 통해 SNS 등으로 소통을 하기도 합니다. 그리고 가까이에 이상한 위험 인자가 출현하면, 주변에 악영향이 생기는 그런 인간미 넘치는 반응이 마찬가지로 체내에서도 일어납니다.

예를 들어 세포 노화는 '세포 노화 관련 분비 형질(SASP, Senescence - associated secretory phenotype)'이라는 염증을 일으키는 IL-6 등의 사이토카인을 방출하여, 주변 세포에까지 나쁜 영향을 미칩니다. 뇌하수체, 갑상선, 부신, 췌장 등의 조직에서는 성장호르몬(GH)이나 갑상선 자극 호르몬, 인슐린 등의 화학물질이 분비됨으로써 신경 활동, 대사 등의 세포와 조직의 기능이 변화합니다. '호르몬의 균형이 나쁘다'라는 말이 많이 사용되는데, 실제로 성장호르몬은 노화 연구에서는 오래전부터 **수명을 조절하는 물질**로 알려져 있습니다.

'세포의 탄성'도 세포 간 소통의 도구로 기능을 합니다. 예를 들면 미국 스크립스 연구소의 아뎀 파타푸티언 박사 팀이 발견한(2021년에 노벨 생리학 의학상 수상) '메카노센서 채널'이라고도 하는 PIEZO1

이라는 단백질이 있습니다. 이것은 세포 내로 칼슘을 유입시켜 세포에 신호를 보내는 채널 단백질입니다. 이것이 노화되면 옆의 세포가 딱딱해지거나 PIEZO1 자체의 기능이 저하되어 주변 환경에 적응한 세포 기능을 유지할 수 없게 됩니다.

칼로리 제한에 따른 포유류의 수명 연장 효과가 발표된 지 이미 90년이 지났습니다. 현재는 화합물에 의한 치료법뿐만 아니라 mRNA, 항체, 세포 등 다양한 도구가 개발되면서 선택지가 다양해졌습니다.

이 흐름은 노화에 개입하는 방법도 마찬가지입니다. 기초연구 수준에서 바이오테크에 이르기까지 노화의 극복과 질환의 치료뿐만 아니라 교통, 통화, 우주산업 등 사회 기반 산업으로 크게 확산될 것입니다. 다만 그 전에 극복해야 할 큰 과제는 노화 시계라는 '노화의 수치화'를 확립하는 것이며, 이것은 개인에게도 사회에도 반드시 필요한 것이라고 생각합니다.

노화 억제를 위한 과학

'생물학적 노화의 특징 12가지'는 과학적 관점에서 본 노화의 특징과 분류입니다. 생물학적 노화의 특징을 알면 에피제네틱스(epigenetics, 후성유전학)의 위상과 노화 억제를 이해하게 됩니다.

'생물학적 노화의 특징에 잘 대처하면 인간의 노화를 억제할 수 있다.'

노화 연구의 이념 중 하나는 그런 점에 집약되어 있다고 할 수 있습니다.

동시에 생물학적 노화의 특징을 개선하는 일상생활 습관에 대해서도 구체적인 수단이 널리 알려져 있습니다. 앞에서 언급한 것처럼 **식사를 줄이는 칼로리 제한과 식이섬유 섭취로 장내 환경을 좋게 하는 것은 생물학적 노화의 특징을 개선시켜 줍니다.**

또 세포의 노화를 막는 수단으로 피부 보습과 신체 유연성을 유지하는 것도 훌륭한 노화 억제 방법입니다. 참고로 노안의 경우에도 수정체와 눈의 근육을 부드럽게 풀어주면 치유 효과를 볼 수 있습니다. 노안뿐만 아니라 물리적으로 딱딱해진 곳을 어떤 수단을 이용해서 부드럽게 만드는 것은 노화 억제의 한 수단이라고 할 수 있습니다.

이번 3장을 마무리하면서 생물학적 노화의 특징 외에 지금까지 노화 연구에서 보고된 사례를 참고한 약과 생활 습관을 몇 가지 들어 보겠습니다. 낯선 전문용어도 있겠지만 '이름이 좀 특이하네!'라는 정도로 생각하고 부담 없이 읽어주었으면 합니다.

우선은 전제부터 살펴보겠습니다.

미국에는 국립보건원(NIH) 산하에 국립노화연구소(NIA)라는 기관이 있습니다. 이곳에서는 'ITP(Interventions Testing Program)'라는 프로그램을 통해 수명 연장과 후기 고령자 병태의 발병 및 중증화를 억제하기 위한 약제와 성분을 연구하고 있습니다. 노화 연구는 특히 빛 환경이나 식사의 성분, 성별 등이 크게 영향을 주기 때문에 재현하기 어렵고 시간이 걸린다는 문제가 있습니다.

그래서 ITP에서는 3개의 서로 다른 기관, 즉 잭슨 연구소, 텍사스 대학교 건강과학센터, 미시간대학교에서 암수 생쥐를 이용해서 평가를 하고 있습니다. 물론 생쥐와 사람은 사망 원인도 수명도 다르기 때문에 일률적으로 같다고 할 수는 없지만, 수명과 장기, 생물학적 노화의 특징에 대한 영향 등을 참고하면서 사람에게 응용해나갈 수 있습니다.

지금까지 ITP에서 '수명에 대한 효과'가 확인된 것은 다음 9가지
입니다.

  1. 아카보즈(Acarbose)

  2. 아스피린

  3. 카나글리플로진(Canagliflozin)

  4. 캅토프릴(Captopril)

  5. 글리신(Glycine)

  6. 노르디히드로구아이아레트산(NDGA. Nordihydroguaiaretic Acid)

  7. 프로탄딤(Protandim)

  8. 라파마이신(Rapamycin)

  9. 17α - 에스트라디올(Estradiol)

이 중에는 성별 차이가 포함된 것과 그렇지 않은 것이 있습니다.
예를 들어 아스피린처럼 수컷의 수명만 연장시키는 것, 라파마이신
처럼 수컷과 암컷 모두의 수명을 연장시키는 것이 있습니다.

메트포르민의 현재 위치

이와 반대로 ITP에서 수명에 미치는 효과가 나타나지 않았던 것으로는 커쿠민(Curcumin), 생선기름, 녹차 추출물, 메트포르민, 레스베라트롤(resveratrol) 등이 있습니다. 강황에 함유된 성분으로 유명한 커쿠민은 항염증, 항산화 작용을 통해 뇌, 근육, 간 기능을 개선하며, 메트포르민과 레스베라트롤은 유명한 노화 억제 성분이므로 수명에 효과가 나타나지 않았다는 것은 상당히 의외의 보고였습니다.

1장에서도 언급했듯이 메트포르민에 의한 노화를 표적으로 한 치료 임상시험은 미국에서 의욕적으로 실시되고 있습니다. 메트포르민이라는 화합물은 생물학적 노화의 특징 중에서 ⑤ 자가포식 기능 저하, ⑥ 영양소 감지 능력 저하, ⑦ 미토콘드리아의 기능 저하, ⑩ 세포 간 소통의 변화, ⑪ 만성 염증 등 다양한 범주에서 영향력이 있습니다. 따라서 당뇨병뿐만 아니라 치매, 골다공증, 동맥경화 등 노화에 따른 많은 질환 예방이 기대되며, 건강 수명의 혁신에 따른 막대한 경제효과도 기대됩니다. 예를 들어 경제학자 앤드류 스콧(Andrew J Scott) 교수와 싱클레어 박사는 메트포르민의 가치를 1년에 38조 달러, 10년 후에는 367조 달러로 평가하고 있습니다.*[11] 이

외에도 메트포르민을 처방한 당뇨병 환자의 사망률 저하[*12]와 선충과 생쥐의 암컷, 암과 헌팅턴병 모델 생쥐의 수명 연장 등의 보고도 주목할 만한 부분입니다.

다만 **메트포르민의 '노화 억제'에 대한 유효성은 아직 검증이 계속되고 있는 것이 현실입니다.**

미국의 메디케어(65세 이상 노인과 일정 자격 요건을 갖춘 사람에게 제공하는 공공의료보험 - 옮긴이)에 기초한 샘플 데이터 'MCBS(Medicare Current Beneficiary Survey)'의 해석으로는 메트포르민의 사망률에 대한 유효성은 확인되지 않았습니다. 시험에 따라 결과가 다른 데다가 정상인에 대한 결과는 임상시험의 결론을 기다리고 있기 때문입니다. 실제로 선충을 이용한 실험에서는 고령기의 메트포르민 처방은 대사를 저해하여 오히려 수명을 단축시킨다는 지적을 받았습니다.[*13]

■ 노화를 과학으로 접근하는 의의

수명 연장 효과를 인정받은 글리신에 대해 살펴보겠습니다.

글리신은 비필수 아미노산입니다. 필수 아미노산과 달리 체내에서 합성할 수 있는 아미노산입니다. 인체에 많이 존재하며 새우나 가리비 등 어패류에도 많이 들어 있습니다. '수면의 질을 높여준다'고 주장하는 보충제 형태의 글리신을 시중에서 볼 수 있는 경우도 많습니다.

노화의 세계에서는 선충, 파리, 생쥐, 쥐 등의 실험동물로 시험하여 8~12% 정도의 글리신을 식사에 포함시킨 결과 수명 연장 효과가 있는 것으로 확인되었습니다.[14] 그와 동시에 암이나 심장비대 억제에도 효과가 확인되었습니다(심장비대란 심장 근육이 두꺼워진 상태를 말함).

한편 사람을 대상으로 한 연구에서도 제2형 당뇨병 환자가 하루 5,000mg의 글리신을 3개월 섭취한 결과 염증성 사이토카인과 혈당치 마커인 HbA1c가 감소한 것으로 보고되었습니다. 이외에도 하루 1,000~1만 5,000mg의 다양한 용량으로 섭취한 연구를 통해 뇌졸중, 협심증, 조현병, 대사증후군에 대한 효과가 나타났습니다.[15]

생물학적 노화의 특징에 대해서도 살펴보겠습니다.
글리신은 ⑤ 자가포식의 기능 저하, ⑥ 영양소 감지 능력 저하, ⑦

미토콘드리아의 기능 저하, ⑪ 만성 염증의 노화 현상을 긍정적으로 제어합니다. 특징적인 것은 글리신의 수명 연장 효과가 메티오닌 합성 효소에 의존하고 있다는 점입니다. 우리 몸에서 합성되지 않아 음식이나 보충제를 통해 섭취해야 하는 필수 아미노산인 메티오닌은 에피게놈과 항산화 작용 등의 중요한 역할을 담당합니다. 즉 글리신은 **메티오닌이 있어야 존재**하므로 만약 메티오닌 합성 효소(metr-1)와 S-아데노실메티오닌(adenosylmethionine) 합성효소(sams-1)의 유전자에 변이가 일어나 기능이 상실되면, 글리신을 투여해도 수명이 연장되지 않는다는 것이 선충을 이용한 연구에서 밝혀졌습니다.

메티오닌은 가다랑어, 참치, 닭고기, 돼지고기, 달걀, 시금치, 브로콜리, 마늘 등에 들어 있는데, 메티오닌 제한식은 선충, 파리, 생쥐 등의 수명을 연장시킵니다. 글리신 섭취와 마찬가지로 메티오닌을 제한하면, 반대로 메티오닌 합성 경로와 자가포식의 활성화, 인슐린 유사 성장 인자-1(IGF-1)의 억제 효과가 있습니다.[16] 이것은 언뜻 보면 이상하지만, 부정적인 피드백이 작동한 것입니다. 억제된 메티오닌을 보충하기 위해 글리신이 메티오닌 경로를 활성화시키기 때문입니다. 반대로 메티오닌을 너무 많이 섭취하면 메티오닌을 합성하지 않으려고 브레이크가 걸리기 때문에 수명 연장에는 역효과가 나는 것으로 보입니다.

칼로리 제한뿐만 아니라 글루코스(포도당)를 제한했을 때도 출아 효모를 사용한 실험에서는 수명이 늘어나지만, 메티오닌을 첨가하면 이러한 효과가 소멸됩니다. 따라서 생물학적 노화의 특징에 있어서 한편으로는 긍정적이라 하더라도, 다른 한편으로 부정적이라면 **상쇄되어 버리는** 슬픈 현실이 실험적으로도 증명되었습니다.

가끔 메티오닌뿐만 아니라 '행복 호르몬'이라고 불리는 세로토닌과 수면의 질을 높여주는 멜라토닌을 늘리기 위해 "필수 아미노산인 '트립토판'을 섭취합시다!"라는 광고 문구를 봤을 겁니다. 트립토판은 유제품, 간, 대두 제품, 견과류 같은 대표적인 건강식품에 많이 들어 있습니다.

그 외에도 많이 알려진 것으로는 'BCAA(Branched Chain Amino Acid, 분지 사슬 아미노산)'라는 필수 아미노산이 보조식품으로 판매되고 있는데, BCAA를 제한하면 수명 연장 효과가 있다고 보고되었습니다.[17] 참고로 BCAA는 필수아미노산 중에서 발린, 류신, 이소류신, 세 가지를 말합니다. 이때 'BCAA는 근육을 만드는 데 중요하잖아? BCAA가 미토콘드리아에서 에너지를 만들어 주니까'라고 생각했다면 맞는 말이기도 하지만 주의해야 합니다. 왜냐하면 BCAA

는 지방 축적과 인슐린 저항성의 증가(살찌기 쉬워짐)를 일으켜 심혈관 질환이나 당뇨병, 근감소증의 위험을 증가시키기 때문입니다. 그렇다고 해서, "그러니까 메티오닌, 트립토판, 발린, 류신, 이소류신 모두 섭취하면 안 됩니다!"라고 말하고 싶은 것은 결코 아닙니다. BCAA도 살아가는 데 중요한 아미노산이며 높은 안전성도 확인되었습니다. 다만 현시점에서는 고령자에게 BCAA의 섭취가 건강 수명을 연장하는 데 효과가 있는지 여부에 대해서는 명확한 정답이 없습니다. 최종적으로는 개인에 따라 적절하게 조합할 필요가 있습니다.

노화는 청년기, 중년기, 갱년기로 나누어져 있는 인생에서 긴 기간에 걸쳐 축적됩니다. 여기서 강조하고 싶은 것은 **노화를 과학적으로 적절한 연령, 성별, 타이밍과 양으로 검증해나갈 필요가 있다**는 것입니다. 이런 사항을 논의할 때 '생물학적 노화의 특징이 필수적인 지침이 될 것'입니다.

제 4 장

노화를
억제하는
실학

노화와 수면장애

지금까지 말한 내용을 간단히 복습해보겠습니다.

- 우리의 생활 습관, 말하자면 라이프 스타일은 후천적인 요인이며 신체 기능이나 질병에 영향을 준다.
- 일상적인 생활 습관은 DNA의 정보인 유전자의 사용법을 결정하는 에피제네틱스로서 인체에 기억된다.
- 이러한 에피제네틱한 변화를 조사함으로써 인간의 노화 시계(생물학적 연령)를 측정하는 것(= 노화의 측정)이 가능하다.
- BMI나 혈당, 수면 등이 악화되면 노화의 객관적 지표인 노화 시계가 가속되거나 노화 특징(에이징 홀마크스)이 생겨 노화가 진행된다.

4장에서는 이러한 노화를 제어하는 실학에 대해 더 알아보겠습니다. 먼저 노화 억제에 효과적인 평소 습관부터 살펴보겠습니다.

미국수면재단(NSF, National Sleep Foundation)에 따르면 성인의 하룻밤에 필요한 수면 시간은 7~9시간입니다. 그런데도 65세 이상 고령자의 총 수면 시간은 대체로 6.5~ 7시간 정도입니다.

참고로 저는 쇼트슬리퍼로 평균 수면 시간은 5시간 미만입니다. 아직은 수면이 단편화(반복적으로 잠에서 깨는 것 - 옮긴이)되거나 낮에 졸음을 느끼는 일은 없습니다. 밤새운 경우 점심 식사 후에는 가끔 졸리기도 하지만, 밤에는 커피를 마신 직후에도 쉽게 잠이 듭니다. 하지만 취침 직전까지 블루 라이트가 엄청 나오는 컴퓨터와 조명 아래에 있으면 잠드는 데 시간이 걸리고 수면의 질도 떨어집니다.

수면에는 렘(REM) 수면과 논렘(non-REM) 수면이 있습니다. 양쪽을 교대로 반복하면서 기억의 형성과 뇌 속에서 대사산물을 제거하는 등 다양한 기능을 합니다. 잠들지 못하게 하는 것이 고문의 한 수단이라는 점에서 알 수 있듯이, 수면 결핍이 최악의 경우 죽음으로 이어질 수도 있습니다. 말하자면 **식사보다도 더 긴급하고 중요한 기능이 수면**입니다.

실제로 수면 장애는 치매나 우울증, 당뇨병 같은 질환을 일으킬 위험이 있습니다. 또 노화에 영향을 받기 쉬운 것도 큰 특징 중 하나입니다. 수면의 질이나 효율의 저하, 수면의 단편화, 낮 시간의 졸음, 또는 작은 소리에도 잠이 깨는 등 크고 작은 수면 장애는 나이가 들수록 늘어납니다.

수면은 남녀의 성별 차이가 현저하게 나타납니다. 37세부터 92세까지 2,500명 이상을 대상으로 한 조사에서 깊은 수면 단계인 논렘 수면 중 뇌파의 주파수가 낮은 '서파 수면(서파 수면 시간 비중이 늘어나면 잠의 질이 높아짐 - 옮긴이)'에 차이가 나타났습니다. 70세 이상의 남성에서는 55세 이하의 남성에 비해 서파 수면이 50%나 감소했습니다. 또 여성에 비해 남성이 3배나 서파 수면이 부족하다는 것을 알 수 있었습니다.[1] 즉 노화뿐만 아니라 성별 차이도 수면의 질에 영향을 미치는 것으로 나타났습니다. 실제로 서파 수면의 감소가 치매의 위험 인자일 가능성도 과학적으로 보고되어 있습니다.[2]

■ 일주기 리듬과 노화 억제

하루 24시간을 주기로 변화하는 생체 시계, 즉 일주기 리듬도 나이가 들면서 변합니다.

체내에서는 뇌의 시상하부에 있는 시교차상핵(SCN, suprachias matic nucleus)이라는 작은 부위가 **타이머 기능**을 합니다. 즉 '생체 시계' 역할을 하며 인체를 제어하는 시스템입니다. 구체적으로는 눈의 망막에서 나오는 빛에 의한 신호를 받아, 외부 환경의 영향을 받는

외적 시계와 몸 안에 있는 내적 시계를 맞춥니다. 일반적으로 체내 시계의 지표라고 하면 멜라토닌이나 코르티솔 같은 호르몬의 증감이나 체온의 변화를 들 수 있는데, 나이가 들어감에 따라 하루 동안의 진폭과 피크가 저하되고 리듬도 교란될 수 있습니다. 일주기 리듬의 교란은 비만이나 심혈관 질환 같은 질병 위험을 유발할 수 있습니다.

또 칼로리 제한으로 노화를 제어할 때 중요한 작용을 하는 'NAD+'에도 일주기 리듬이 중요합니다. 왜냐하면 우리 체내에서 NAD+가 재합성될 때 꼭 필요한 'Nampt(Nicotinamide phosphori bosyltransferase)'라는 효소도 일주기 리듬의 영향을 받기 때문입니다.[3] 즉 일주기 리듬에 따라 우리 체내의 NAD+ 양은 변합니다. **체내의 NAD+는 일주기 리듬에 따라 24시간 주기로 변하고 있는 것입니다.**

참고로 NAD+는 미토콘드리아를 활성화시켜 근육과 심장, 뇌의 기능 개선 등 다양한 노화 위험을 정상화시키는 것으로 보고되었습니다. 따라서 많은 사람이 앞서 언급한 대로 NAD+의 보충제로 NMN이나 NR(Nicotinamide riboside)을 섭취하고 있습니다.

저도 NMN을 매일 아침 섭취하고 있습니다. 다만 밤에는 섭취하지 않습니다.

그 이유는 앞서 말했듯이 NAD+는 체내에서 일주기 리듬에 영향을 미치기 때문입니다.

실제로 생쥐의 데이터에서는 원래 NAD+의 양이 내려가 있어야 할 시간대에 NMN을 주어 NAD+의 양이 증가해 버리면 지장을 초래하는 것으로 나타났습니다. 지질 대사와 관련된 유전자 저하와 '시계 유전자'로 불리는 일주기 리듬을 관장하는 유전자군이 역전되어 버립니다. 즉 밥을 먹는 타이밍과 체내의 분자적인 시계가 뒤바뀌어 대사 이상이 일어납니다.

'NMN이나 NR을 섭취하면 몸에 좋다'라는 정보만으로 잘못 복용하면, 사실상 노화를 **촉진시키기 위해** 보충제를 먹고 있는 셈이 될 수도 있습니다. 노화의 분자 메커니즘에 기초한 용법과 용량에 대해 확실하게 확인하는 것이 중요합니다.

■ 운동에 의한 노화 조절

다음으로 일상적인 운동에 대해 살펴보겠습니다.

평소 운동을 해서 체력을 유지하는 것이 건강에 좋다는 것은 말할 필요도 없습니다. 과학적인 관점에서도 지구력이 높은 사람은 같은 연령대의 체력이 부족한 사람에 비해 '사망률이 3~5배 낮다'는 보고가 있습니다.

하지만 그 효과가 연령에 따라 다른 걸까요? 또 어느 정도의 운동이 좋고, 언제 운동을 해야 할까요? 그에 따라 신체의 어떤 기능이 구체적으로 개선되는 걸까요? 이러한 지표와 노화의 관계는 아직 명확하지 않습니다.

예를 들어 야간에 헬스장에 다니며 단백질을 섭취하면서 근력을 단련하는 사람이 있다고 합시다. 이러한 운동 습관에 대해, 건강 수명과 노화의 관점에서 봐서 '정말 유익할까?'라는 질문을 받는다면 아직 검증의 여지가 있습니다. 외모를 좋게 할 뿐만 아니라 적절한 운동이 개인에게 어느 정도 중요하며 무엇을 먹어야 하는지 생물학적 노화의 특징과 생물학적 연령의 관점에서도 생각할 필요가 있습니다.

60~65세의 건강한 남성을 대상으로 정기적인 운동 트레이닝을 하고 있는 그룹과 하지 않는 그룹에서 근육 조직을 비교했을 때, 체지방률과 지구력에 차이가 나는 것은 물론 운동을 하는 그룹이 DNA의 메틸화가 낮은 것으로 나타났습니다. 앞서 설명했듯이 메

틸화는 DNA의 유전자 사용법을 변화시키는 에피제네틱스 중 하나로, DNA 메틸화 수치가 높을수록 노화가 많이 진행되었다고 추정하므로 생물학적 노화의 특징과도 관련이 있습니다. 실제로 메틸화를 통해 에너지 대사와 산화 스트레스 등의 유전자 발현 양상이 변합니다.

6개월간 운동을 했을 때의 실질적인 효과도 보고되었습니다. 건강한 남성의 지방 조직에서 유전자의 메틸화 수치와 대사 유전자 개선에 영향을 준 것으로 나타났습니다.

이러한 연구 성과를 통해 운동이 에피제네틱스에 영향을 미친다는 사실이 밝혀졌습니다. 즉 **생물학적 노화의 특징을 제어하는 데 DNA의 메틸화가 중요하다**는 것입니다. 다만 이러한 지표는 장기나 성별, 나이에 따라 다르기 때문에 개별적인 사례를 통해 더 생각할 필요가 있습니다.

여성의 경우 나이가 들면서 난포자극호르몬과 황체형성호르몬이 증가하고, 항뮐러관호르몬(AMH)이 감소하는 경향이 있습니다. 호르몬 보충 요법(HRT)이 DNA 메틸화에 미치는 영향에 대한 연구에서는 회춘 효과를 볼 수 있는 반면, 암이나 혈전의 위험이 높아질 가능성도 있다고 보고되었습니다.

다만 현재 시점에서는 장기간에 걸친 연구가 없기 때문에 어느 정도의 운동이 적절한지에 대해서는 명확한 정답이 없습니다. 또 단백질이나 특정 영양소 섭취가 노화에 어떻게 영향을 미치는지도 불분명합니다. 자기 자신의 노화를 이해하고 적절하게 제어하기 위해서는 개별 사례에 맞는 지표가 더욱 필요할 것입니다.

■ 과학적 문해력을 높이는 수단

어쨌든 수면, 운동, 식사 어느 쪽이든 기본적인 지식을 쌓은 후에 자신만의 최선책을 찾는 것이 가장 좋습니다.

여기에 마지막으로 한 가지 더 덧붙일 것이 있습니다. 새로운 기술이나 정보가 발표되었을 때는 쉽게 달려들지 말고 잠시 생각해봐야 합니다.

그것이 과연 올바른 정보일까?
과학적인 근거가 있을까?
안전성은 유지되고 있나?

이렇게 SNS가 발달한 사회에서는 올바른 정보와 더불어 부정확한 정보가 뒤섞여서 존재하기 때문입니다. 그에 대항하는 수단이 바로 '누구, 언제, 복수'입니다.

누구: 누구의 정보인가?
언제: 언제 나온 정보인가?
복수: 복수의 사람이 제공하는 정보인가?

앞의 세 가지만 고려해도 과학적 문해력이 향상됩니다.

■ ICD-11이 보여주는 노화

WHO 홈페이지에는 국제질병분류(ICD)가 등재되어 있습니다. 이것은 의료전문가에 의해 표준화된 건강 트렌드와 통계를 나타내기 위한 기반이 되는 분류입니다. 상해, 질병, 사망 원인에 관한 약 1만 7,000개의 코드를 조합해서 약 160만 개 이상의 임상적인 상태를 분류할 수 있는 기능을 갖추고 있습니다.

2022년 1월 1일에 발효된 최신 'ICD-11'은 노화 연구에 관해 큰 주목을 받았습니다. 왜냐하면 2018년에 공표되었을 당시의 ICD-11에서는 '노화(old age)', 이른바 노년기를 질환으로 분류할지 여부가 논란의 대상이 되었기 때문입니다.

국제질병분류(ICD)에는 MG2A, 즉 '달리 분류되지 않는 증상, 징후, 임상 소견'이라는 진단 코드명이 있습니다. 이 코드명에서 이전부터 사용되고 있던 코드 R54의 '노쇠(senility)'를 '노화(old age)'로 대체할지 여부가 검토되었습니다.

여기에는 '노쇠'라는 말에 대한 언어의 정확성을 둘러싼 논쟁이 있었습니다. 실제로 달력 나이가 불명확한 사람에게 '노쇠'라는 말이 부적절하게 사용되었다는 사회 문제가 그 배경에 있었습니다. '노화(old age)'에 대해서도 '병적인(pathological)'을 붙일 것인가 여부가 검토되었다가 최종적으로는 삭제되었습니다.*4

노화가 많은 질환의 위험 인자라는 것은 누구나 알고 있지만 노화 자체를 질병으로 취급할지 여부는 지금도 논란의 대상이 되고 있습니다. 노화는 개인과 환경에 따라 큰 차이가 나타나므로 세계적인 기준으로 측정하기 어렵기 때문입니다.

이 책에서 반복적으로 말한 노화 시계(생물학적 연령)를 이용해서 건강을 촉진하고 간호에 응용하는 것은 현재 시점에서는 세계적인 공통 인식에 이르지 못하고 있습니다. 만일 사망진단서나 의료기록에 단순히 '노화'라고 기록된다면 많은 이들이 위화감을 느낄 것입니다.

일본에서는 '25세 이상은 거절'이나 '65세 이상은 할인' 등의 문구가 보이기도 하는데, 달력 나이보다 생물학적 나이가 더 많이 드러나는 사회가 되면 연령 차별이 아니라 '노화 시계 차별'이 발생할 우려도 있습니다. 실제로 브라질에서는 '늙음은 병이 아니다(#VelhiceNãoÉ Doença)'라는 캠페인이 전개되어 국민적으로 논란이 되면서 언론에서도 크게 다루어진 적도 있습니다.

노화는 여러 가지 질환이나 신체적 기능 저하의 위험 요소가 된다는 메시지를 강조하기 위해 WHO는 '노화(old age)'를 'ICD-11'에 추가하기 위해 검토했습니다. 그 결과 '노화'라는 용어를 철회하고 '노화와 관련된 내적 역량 감소(Ageing associated decline in intrinsic capacity)'라는 용어로 대체하여 MG2A 진단 코드명에 포함되었습니다.

일련의 프로세스에서 알 수 있는 것은 '노화(old age)'라는 말 자체가 여전히 논란을 불러일으키는 매우 큰 개념으로 파악되고 있다는 사실입니다. 다만 확장 코드(XT9T)의 '병적인(pathological)'을 '생

물학적(biological)'으로 대체했습니다. 그 배경에는 노화란 **복잡한 임**
상적 상태를 나타내는 것이 아니라 생물학적인 상태를 나타내는 것이라고
판단한 것입니다.

■ 질병이 없는 현재의 위치

'노화'라는 말을 질환으로 취급하면 크든 작든 반발이 일어납니다.
건강 상태를 무시하고 고령자를 부적절하게 대하거나, 나아가 사회
구조에도 영향을 줄 수 있기 때문입니다.

의약품과 의료기기를 인정·승인하는 미국 식품의약국(FDA) 및 유
럽 의약품청(EMA) 등의 기관은 노화를 질환으로 인정하지 않습니
다. 의약품과 의료기기의 제1원칙은 특정 환자층에 대한 실질적인
치료 효과가 있어야 하며, 확고한 데이터에 의해 밝혀진 것을 전제
로 합니다. 그런데 노화에 대해서는 환자층을 특정하기 어렵고 실
질적인 치료 효과에 대한 데이터도 없습니다. 따라서 질환으로 인
정받지 못하는 것입니다.

하지만 노화가 거의 모든 사람에게 영향을 미친다는 것은 FDA도
인식하고 있습니다.[5] 노화를 억제할 수 있다면 치매, 심근경색, 근

감소증, 노인성 황반변성증, 골다공증, 악성종양 등 관련 질환의 발병을 억제해 신체 기능이 개선될 가능성이 있다는 것은 인정합니다. 그래서 노년의학의 임상의와 노화 연구자 사이에 적극적인 의견 교환이 이루어지고 있지만, 그래도 국가기관으로서는 노화를 질환으로 명확하게 인정하는 단계에는 이르지 못했습니다.

한편 노화에 관한 신약 개발을 목표로 한 바이오테크와 연구가 미국을 중심으로 활발하게 전개되고 있습니다. 왜냐하면 **현재의 과제는 해결 가능하며, 미래에는 큰 시장으로 성장할 것**이라 생각하기 때문입니다.

저는 2003년 전후부터 노화 연구에 흥미를 갖게 되었습니다. 당시에는 칼로리 제한이 수명을 연장시키는 중요한 요인으로 알려지기 시작했고, NAD+, 시르투인, IGF-1(인슐린 유사 성장인자) 등의 성장인자도 밝혀지고 있었습니다. 그렇다고 해도 아직 구름을 잡는 것처럼 허황된 상태였습니다. 그로부터 약 20년이 지나 많은 연구자에 의한 연구 성과의 축적으로 조금씩 구름이 걷히기 시작했고 노화의 실태를 알게 되었습니다. 이러한 연구 성과를 사회 구현화로 진행시켜 가는 것이 우리 세대의 의무라고 생각합니다.

노화 치료 구현의 장애물

연구의 실용화라는 의미에서 노화를 표적으로 한 메트포르민의 임상시험(TAME)이 FDA의 승인을 얻어 실시되고 있는 현 상황은 상당히 진보했다고 할 수 있습니다.

앞서 설명했듯이 원래 제2형 당뇨병 치료제로 사용되었던 메트포르민에 대해서 미국 국립노화연구소의 'ITP' 프로그램에서는 수명연장 효과는 나타나지 않았습니다.

하지만 선충이나 파리 등의 모델 생물에서는 수명이 연장되었고, 제2형 당뇨병 환자에게서는 사망률 억제 효과를 볼 수 있었습니다. 이러한 결과는 메트포르민이 단일 질환이 아니라 심근경색, 뇌졸중, 암, 치매 등 노화와 관련된 여러 질환의 억제 및 치료 수단이 될 것이라는 기대치를 높이고 있습니다.

어쩌면 메트포르민이라는 한 가지 약만 처방해도 건강 수명이 5년 연장된다고 조만간 과학적으로 증명될지도 모릅니다. 메트포르민이 항노화에 효능이 있다는 것을 밝히기 위해 노인 3,000명을 대상으로 임상시험을 할 계획이기 때문입니다. 임상시험을 통해 위험성보다 더 많은 장점을 얻을 수 있다면, 국가기관의 승인을 거쳐 의

사의 처방이 가능하게 됩니다.

그럴 때 당신은 어떻게 하시겠습니까?

건강 수명을 자신의 선택으로 연장할 수 있는 미래가 온다면, 노화를 억제하는 약을 가족에게 권하시겠습니까?

노화를 억제하는 약으로 사망 위험이 감소한다면 처방을 받으시겠습니까?

질병에 걸릴 위험이 줄어들고 신체 기능이 확실하게 회복되는 것을 안다면 많은 사람은 그 약을 찾을 것입니다. 다만 그 실질적인 효과를 느낄 때까지 시간이 오래 걸릴 경우, 사회에 파급될 때까지 아직 장벽이 높을 것입니다.

앞에서 언급한 메트포르민의 임상시험(TAME)도 이 **시간에 관한 과제**를 안고 있습니다.

수많은 다양한 피험자를 대상으로 오랜 기간 시험을 하려면 엄청난 비용이 듭니다. 게다가 어떤 사람에게 어떤 타이밍에 얼마만큼의 메트포르민을 처방하면 될 것인가 하는 물음에 대한 명확한 답을 얻기 위해서는 시험 결과를 계속 주시할 필요가 있습니다.

그러므로 노화 시계처럼 노화를 억제하는 약의 효과를 즉각적으로 확인할

수 있는 **시스템이 중요**합니다. 앞으로 노화 시계는 DNA의 메틸화와 임상적 데이터, 보행, 맥박, 뇌파 등의 신체 기능을 파악하는 다양한 장치를 조합한 시스템이 될 것입니다.

■ 누구나 할 수 있는 실학

2~3년 안에 '노화는 질환이다'라고 FDA나 WHO가 인정한다고 가정해보겠습니다. 그렇게 되면 아마 세계관이 완전히 바뀔 것입니다.

노화 예방이 당연한 일이 되기 때문입니다.

지금까지 노화란 노화하기 시작한 사람이나, 노화에 임박한 사람들의 관심사였습니다. 하지만 노화가 질환이라면 **나이에 관계없이** 예방을 생각하게 될 것입니다.

예를 들어 지금도 미래에 암에 걸릴 위험을 낮추기 위해 젊을 때부터 의료 서비스를 이용하는 사람이 많습니다. 더 쉬운 예로 매년 겨울이 되면 독감 예방접종을 받는 것이 상식적인 일이 되고 있습니다. 이와 마찬가지로 '노화를 막기 위해 매년 ○○의 예방접종을 맞읍시다!'라는 식의 캠페인이 펼쳐지는 날이 올 것입니다. 또 노화 예방의 **대상 연령**은 지금보다 훨씬 내려갈 것입니다.

또한 노화에 대한 선제적 의료가 실시될 가능성도 있습니다.

선제적 의료란 개인의 유전자 정보와 생활 환경 등의 데이터를 바탕으로 장래에 걸리기 쉬운 질병을 예측하여 발병하기 전에 어떤 종류의 개입을 하는 의료를 말합니다.

예를 들면, "당신은 당뇨병에 걸리기 쉬운 집안에서 태어났습니다. 유전자 정보를 해석해보니 당뇨병에 걸리기 쉬운 경향이 확인되었습니다. 게다가 태어난 후 현재, 즉 20세가 될 때까지의 식생활이나 운동 습관 등의 데이터를 근거로 종합적으로 진단해보니, 현재 상태를 방치하면 25세 정도에 당뇨병이 발병할 위험이 매우 높습니다. 따라서 지금부터 아침 9시에 ○○를 10g 먹고 매일 5km 걷기를 실천하세요"라는 진료를 받을 수 있습니다. 이런 진료 덕분에 선제적 진료를 하지 않았다면 미래에 발병하게 될 당뇨병에 걸리지 않은 채로 인생을 마무리할 수 있습니다.

노화에서도 이와 같은 선제적 의료가 이루어지게 됩니다.

그런데 몇 살부터 노화에 대한 선제적 의료를 시작하는 것이 좋을까요? 이 물음에는 지금으로서는 대답할 수 없습니다. 다만 센티네리언이 유소년기에 어떤 스트레스를 받았던 사례를 고려한다면 노화의 선제 의료는 가능한 한 어릴 때부터 시작하는 것이 좋다는 의견도 있습니다.

따라서 꼭 실천해야 할 것이 있습니다. 노화 시계와 생물학적 노화의 특징 등 노화에 대한 개념을 바탕으로 **평소에 수면, 운동, 식사 등을 재점검하고 즐기면서 살아가는 생활 방식**입니다.

현재 노화 예방과 치료 영역에서 100% 정답은 없습니다. 최근에는 5일 단위로 칼로리, 단백질, 탄수화물의 섭취량을 낮추는 '단식 모방 식단(FDM, Fasting Mimicking Diet)'이 동물 실험을 거쳐 사람에 대한 실험까지 진행되었습니다. 이 식단을 통해 치매나 당뇨병 같은 질환을 예방하는 효과도 확인되고 있습니다. 이러한 새로운 방법이 생길 때마다, 다음과 같이 생각해보면 어떨까요?

"이건 어떤 생물학적 노화의 특징에 효과가 있을까?"

"어떤 노화 억제 지표를 따르고 있는 걸까?"

이러한 노화 설계에 대한 관심과 실천이 바로, 개인별로 누구나 할 수 있는 노화 억제를 위한 '실학, 즉 실제로 소용이 되는 학문'입니다.

제 5 장

노화를
뛰어넘는
사회

일본과 미국의 노화 연구에 대한 차이

지금까지 소개해온 노화 연구는 기본적으로 대부분 미국에서 이루어지고 있습니다.

저의 경우에도 마찬가지입니다. 앞에서 말했던 미국 과학 학술지 〈셀〉에 게재된 연구를 시작하는 시점에 저는 싱클레어 박사의 연구실에 있었습니다. 지금으로부터 십여 년 전의 일입니다.

귀국 후에도 연구를 계속하고 있지만, 일본에서 노화에 특화하여 연구에 몰두하고 있는 연구자 수는 사실 많지 않습니다. 게다가 일본에서는 미국에 비해 노화를 테마로 하는 벤처기업이 거의 없다고 할 수 있습니다.

이러한 미국과 일본의 차이는 도대체 무엇 때문일까요?

애초에 연구자들이 의존하는 사고방식, 조금 과장되게 표현한다면 철학이 다르지 않을까 하는 것이 제 나름대로의 추론입니다.

연구직에 종사하는 사람은 기본적으로 박사입니다. 박사란 'Ph. D(Doctor of Philosophy), 직역하면 '철학 박사'라는 뜻이며, 연구자란 본래 자기 나름의 철학에 따라 연구직을 생업으로 하는 사람입니다.

그런 시점으로 일본의 노화 연구를 살펴보면, 최근 일본 국내에서의 연구비 문제도 있어 철학의 중심이 의료에 치우쳐 있는 것처럼 보입니다. 대증요법이라고까지 할 수는 없지만, 노화에 의해 발생하는 다양한 **증상에 대한 대응**(예방)이 노화 연구의 중심이 되고 있는 것 같습니다.

어떤 의미에서 그것은 일본의 풍족한 모습을 나타낸다고도 할 수 있습니다. 일본의 의료 제도는 전 세계적으로도 눈에 띄게 우수합니다. 전 국민이 건강보험제도 하에 몸 상태가 조금만 나빠져도 진료를 받을 수 있고, 의료비와 약값도 자기 부담은 최대한 억제되고 있습니다.

반면에 미국은 다릅니다. 일본과 같은 보험제도가 아니라 충분한 보장을 받기 위해서는 상당한 금전적 부담을 해서 민간보험에 가입해야 합니다. 그렇게 하면 자신의 건강은 자기 책임이라는 의식이 생길 것입니다. 조금이라도 오래 살고 싶다고 생각하게 될 것이고, 그 연장선상에서 '노화하고 싶지 않다'라는 자각도 강해질 것입니다. 그렇다면 애초에 '노화란 무엇인가'라는 의문도 일상적인 문제가 됩니다. 즉 건강과 노화를 같은 의미에서 생각하게 되지 않을까요?

WHO가 현재 시점에서 제시하고 있는 것처럼, 저도 노화를 생물학적인 현상으로 파악하고 있습니다.

앞의 2장에서 언급한 애슐리의 생애가 저에게는 노화의 상징으로 생각됩니다. 어디까지나 **노화란 생물학적 연령을 측정**하는 것이기 때문입니다.

애슐리는 자기 인생의 '한계'를 늘 의식하고 있었기 때문에 그에 맞는 인생관으로 살았습니다.

'반드시 수명이 다한다는 사실은 나도 애슐리와 다를 바 없다'라고 생각합니다.

노화가 생명에 한계 즉 '시간이라는 개념'을 불어넣은 것이라고 생각하니, 나와 나 자신을 둘러싼 사회에서 노화 연구에 대해 개척할 여지는 아직도 남아 있다는 것을 알 수 있었습니다. 왜냐하면 시간의 가치(= 건강 수명)는 과학과 혁신에 의해 변화될 수 있기 때문입니다.

시간의 가치를 알게 해주는 노화

"노화가 뭐지?"

"건강하다는 건 어떤 뜻일까?"

"인간의 수명이 100세를 넘어가면 어떻게 될까?"

미국에서 연구할 때 여러 차례 이런 대화가 오갔습니다. 연구실뿐만 아니라 카페나 클럽에서도 대화하기를 좋아하는 사람들이 모이면 어느새 이런 화제가 됩니다.

결국 마지막에는 항상 왜 사는 걸까, 우리는 결국 죽게 될 존재인데 왜 사는 걸까, 그런 물음으로 끝을 맺습니다. 잠시 대화의 열기가 달아오르죠. 이러한 죽음에 대한 의식은 시간에 대한 의식이나 다름없습니다.

지구상의 생물 중에서 시간을 의식하고 있는 생물은 아마 사람뿐일 것입니다.

게다가 그 의식은 사람에 따라 크게 다릅니다. 예를 들어 병이든 사고든 구사일생으로 살아난 체험을 한 사람은 아침에 눈을 뜨는 것만으로도 상당한 행복감을 느낄 것입니다. 이와 달리 시간이 무한히 이어질 것처럼 오늘을 살아가는 사람도 있을 것입니다.

시간관념은 사람마다 전혀 다릅니다.

시간에 높은 가치를 부여하는 사람에게는 노화 방지와 회춘이 철학인 동시에 비즈니스가 되기도 합니다. 시간이 인생에 있어서 엄청나게 중요한 것이기 때문입니다. 마케팅의 대가 피터 드러커의 말을 빌리자면 비즈니스란 가치와 대가의 교환이고, 가치를 결정하는 것은 대가를 지불하는 고객입니다. 따라서 **인생이라는 시간의 가치에 투자(=비즈니스)한다면 노화 연구를 혁신할 가능성이 높습니다.** 이미 미국에서는 노화 방지와 회춘이 생물학의 테마인 동시에 비즈니스 분야의 중요한 캐릭터가 되고 있습니다.

알토스랩스의 창업

미국에 알토스랩스(Altos Labs, Inc)라는 벤처기업이 있습니다. 회춘을 테마로 한 생명공학 연구 기업입니다. 2021년 가을 창업 시에는 30억 달러, 엔화로 약 4,500억 엔이나 되는 자금이 모였습니다. 일반 벤처라면 스타트업에 모이는 자금은 몇 천만 엔 수준입니다. 특히 주목 받고 있는 벤처도 몇 억 엔에 불과합니다. 그런데 알토스랩스에 엄청난 자금이 모인 것입니다.

왜 이런 엄청난 기대를 모으게 된 것일까요?

자금 제공자 명단에는 아마존 창업자 제프 베이조스도 이름을 올렸습니다. 베이조스는 1964년생, 즉 환갑에 가까운 나이입니다. 이들과 같은 실리콘밸리의 초부유층에게 '회춘'은 무엇보다 바라는 바일 것입니다. 사람이 결코 넘을 수 없는 '불로불사'의 벽을 최첨단 과학으로 극복하게 되는, 그런 가까운 미래를 알토스랩스의 연구실은 현실적인 것으로 믿고 있습니다.

2022년 1월에는 야마나카 신야 교수가 이 회사의 수석 과학 고문이 되었습니다. 당시 보도에서 야마나카 교수는 "최근 세포를 리프로그래밍해서 젊게 되돌리는 것이 과학적으로 실현 가능하게 되어, 완전히 새로운 질병의 치료법 개발로 이어질 가능성이 있다"고 말했습니다.

실제로 재생 의료로 효과를 거둔 야마나카 4인자를 사용해 노화된 세포를 리프로그래밍해서 젊게 되돌리는 연구가 진행되고 있다는 것은 1장에서 언급했습니다. **야마나카 인자는 전 세계가 주목하는 노화의 리셋 스위치**입니다. 가장 최근에는 제 은사인 싱클레어 박사도 야마나카 인자를 이용하여 노화된 망막세포로 인한 녹내장 치료에서, 망막세포를 젊게 되돌려 시력이 회복되는 성과를 냈습니다. 앞서 설명한 대로 제가 관여하고 있는 연구팀도 생쥐로 성과를 얻었습니다. 다만 연구를 거듭한 결과 4가지 유전자를 모두 사용하면 암에 걸릴 우려가 있기 때문에 현재는 3가지 유전자를 통한 실험을 진행하고 있습니다.

　　싱클레어 박사의 표현을 빌리자면, "노화 연구에서는 세포의 리프로그래밍이 분명히 다음 프런티어가 될 것이다"라고 저서 『노화의 종말』에서 언급했습니다. 그리고 그것이 사회에 구현되는 시기는 빠르면 20년 이내에 올 것이라는 것이 제 추측입니다.

■ 비선형적인 변화인 노화

조로증이 제게 준 큰 시사점이 하나 더 있습니다.

노화의 '가역성'입니다.

일반적인 노화의 이미지는 비가역성, 즉 돌이킬 수 없다는 것입니다. 서서히 몸 전체가 쇠약해지기 시작해서, 일단 노화가 시작되면 다시는 원래대로 돌아갈 수 없습니다. 이처럼 한 방향으로 나아가는 현상을 '선형 현상'이라고도 합니다.

하지만 노화가 정말 선형 현상인가 하면 반드시 그렇다고 할 수는 없지 않을까요?

허친슨 길포드 프로제리아 증후군은 하나의 유전자 변이에 의해 DNA에 손상이 축적되어 노화 속도가 빨라지는 인체의 질병입니다. 그것은 저에게는 '단 하나의 유전자가 노화를 제어해 버린다'라는 사실에 대한 충격이었습니다. 또한 그것은 '단 하나의 유전자가 노화를 제어할 수 있다'라는 사실을 보여준 것이기도 합니다.

노화를 제어하는 유전자의 기능에 개입할 수 있다면 진행된 시계를 되감을 수 있습니다. 일방통행이라고 생각했던 사람의 노화가 양방통행이 되는 것입니다. 노화를 선형 현상이라고 단정하기에는 아직 이르다는 확신에 이르렀습니다.

앞서 설명한 대로 나이가 들면서 변화하는 것은 유전자 그 자체가 아니라 에피게놈(후성유전체) 정보입니다. 유전자 자체가 변하는 것이 아니라 유전자의 발현 패턴이 변하는 것입니다. 레시피 책의 비유를 떠올려보세요. 메모지의 위치가 바뀌었다면 다시 올바른 위치에 붙이면 됩니다. 그러면 레시피 책은 원래대로 사용할 수 있게 됩니다.

노화는 비선형적인 변화입니다.

이 특성을 활용하기 위해 3장에서 언급했던 **생물학적 노화의 특징을 하나씩 해결(= 유전자 개입)해야 합니다.**

현재 시점에서 실현되고 있는 것 중 하나는 앞서 말했듯이 DNA의 메틸화를 측정하는 검사입니다. 암의 조기 진단에도 이 검사를 사용하고 있습니다.

기본적으로 DNA의 메틸화는 노화에 대한 지표로 나이에 비례해 증가합니다. 본래 그 패턴이 항상성이 높은 것으로 간주되었지만, 사실은 노화의 영향을 받기 쉽다는 것이 최근에 판명되었습니다. 인간 게놈의 메틸화 패턴은 높아졌다가 낮아졌다가 하면서 평생에 걸쳐 상당히 변화합니다.

알기 쉬운 예로는 암의 종류에 따라 특정 유전자 주변의 DNA 메틸화 상태가 다르다는 것입니다. 따라서 어떤 암이 있는지 조기에 발견하거나, 치료 후 예후를 예측하는 판단 지표로 기대되고 있습니다.

여기서 잠시 생각해봅시다. 노화의 지표를 어느 정도 확보할 수 있다면, 가장 중요한 것은 사회에서 그것을 어떻게 판단하고 어떻게 활용할 것인가 하는 점이 아닐까요? 다음 장에서는 그와 관련해서 좀 더 깊이 살펴보겠습니다.

제6장

노화를
보편화하는
기술

이상적인 생물학적 연령

'인생은 짧지만 당신이 할 수 있는 가장 긴 일이다(Life is short, but it's the longest thing you'll ever do)'라는 말이 있습니다.

태어나서 죽을 때까지의 인생은 **인생에서 가장 길다**, 당신과 내가 가진 가장 긴 것이 인생이라는 시간이다, 그런 뜻입니다.

20대나 30대 때는 1년이 영원한 것처럼 느껴지기도 합니다. 그리고 50세나 60세가 되면 처음으로 하게 되는 경험이 확 줄어들어 기쁠 일도 놀라울 일도 사라지고 1년이 순식간에 지나갑니다. 시간에 대한 인식은 신기한 것입니다.

1900년 전후 메이지 시대에 일본인의 평균 수명은 42~44세였습니다. 지금으로부터 약 120년 전의 일입니다. 300년 전인 에도기로 거슬러 올라가도 평균 수명은 35~40세로 큰 차이는 없습니다. 그렇게 생각하면, 지난 120년 사이에 수명이 급속히 늘어난 것은 지구에 있어서 예상치 못한 이상 사태라고 생각합니다. 즉 120년 전에는 사람이 80세까지 산다는 것은 믿을 수 없을 정도로 장수한 것이며, 에도시대에 서민들 사이에서 널리 퍼진 겐푸쿠(성인식)에서도 15~17세가 훌륭한 어른이라고 생각한 것은 당연했을 것입니다.

수명이 급속히 늘어난 시대에 풍요로운 삶을 살기 위해서는 **시간의 본질을 아는 것이 반드시 필요**합니다.

이 책에서는 지금까지 최첨단 영역을 포함한 노화 연구의 발전을 추적해왔습니다. 마지막 장에서는 이상적인 생물학적 연령을 고찰하면서 노화 혁신을 사회적으로 구현하는 과제에 대해 정리해보겠습니다.

다양한 노화 연구가 전 세계적으로 진행되고 있는 가운데 합의 형성이 어려운 상황, 그것이 이상적인 생물학적 수명의 현주소입니다. 도대체 사람은 몇 살 정도까지 사는 것이 과학적으로 타당한 것인지, 현재 이 물음에는 아무도 대답할 수 없습니다.

앞서 말했듯이 120년 전의 평균 수명은 현재의 절반 정도였습니다. 일본에서는 1899년부터 출생 수와 사망 수에 대한 조사를 통해 '일본 제국 인구 동태 통계'를 작성하기 시작하였으며, 현재는 후생노동성의 웹사이트에서 볼 수 있습니다. 그 데이터에 따르면 1899년에는 '출생수 138만 6,981명'인데 비해 '유아 사망 수는 21만 3,359명', '신생아 사망 수는 10만 8,077명'으로, 유아 사망률이

15%, 신생아 사망률이 7.8%입니다. 참고로 2011년의 데이터를 보면 유아 사망률이 0.2%, 신생아 사망률이 0.1%입니다. 120년 전의 사망률은 현재의 75~78배인데, 천연두와 인플루엔자, 홍역, 유행성 이하선염 등의 감염증으로 사망했음을 추측할 수 있습니다.

■ 평균 수명은 얼마나 늘어날까?

평균 수명은 국가의 공중위생과 사회 정세에 따라서도 큰 차이가 납니다.

예를 들어 평균 수명이 가장 낮았던 에티오피아는 최근 평균 수명이 3년 연장된 요인으로 안전한 물에 대한 접근성, 여성의 교육과 여성에 대한 권한 부여 등을 들 수 있습니다. 마찬가지로 브라질의 평균 수명이 2년 연장된 것은 정치, 경제, 의료 보장, 불평등의 시정 등 우리가 상상하는 요인과는 또 다른 과제가 존재한다는 것을 알 수 있습니다.

평균 수명은 대개 국민소득이 증가하면서 함께 늘어나지만, 같은 국민소득이라도 예상되는 평균 수명과 다른 패턴을 보이는 경우가 있어서, **집단의 건강과 수명이 얼마나 복잡한 요인으로 얽혀 있는 결과인지**

상상할 수 있습니다.

반대로 일본처럼 전 국민건강보험 제도가 시행되고 있는 나라에서는 누구나 필요할 때 필요한 의료 서비스를 받을 수 있습니다. 그렇다면 앞으로도 과거 120년처럼 배가 되어 현재의 평균 수명 80세에서 160세가 되는 것일까요? 이것은 부정도 긍정도 할 수 없는 질문인 것만은 확실합니다.

1825년 영국의 수학자이자 보험계리사인 벤저민 곰페르츠는 곰페르츠 곡선을 이용해 사람의 수명에는 상한이 있다는 것을 설명했습니다. 사망의 위험은 나이가 들어감에 따라 기하급수적으로 증가한다는 사실을 발견한 것입니다. 2016년에는 미국의 유전학자 얀 페이흐(Jan Vijg) 박사 그룹이 최장 사망 연령의 분석 결과에서 '125세가 인간 수명의 한계일 것'이라고 밝혔습니다.[*1]

참고로 현재 최장수 기록은 1997년에 사망한 프랑스 여성 잔 칼망으로 122세 5개월입니다. 이런 사례도 있어서 우리는 수명의 벽을 125세 전후라고 생각하기 쉽지만, 이것들은 어디까지나 과거의 데이터를 기반으로 한 것임을 잊어서는 안됩니다.

어쨌든 1900년대의 세계에서는 일본인의 평균 수명이 80세에 이를 것이라고는 꿈에도 상상하지 못했을 것이고, 앞으로 생물학적인 노화 억제를 통해 수명을 선택할 수 있는 세상이 되면 누구나 80세의 평균 수명을 '수명이 그렇게 짧았다고?'라고 생각할 것입니다. 그 정도로 엄청난 혁신이 과거를 수정해나가고 있습니다.

■ 노화는 모든 세대의 건강 과제

그런데 일본에서는 지금 몇 살 정도까지 사는 것이 '이상적'이라고 생각할까요?

센티네리언, 즉 100세라고 생각하는 인식이 최근 점점 더 자연스러워지고 있습니다. 이런 흐름이 있기 때문인지 2023년부터 〈100세에게 듣는다 ~인생 최고의 순간~(100歳に聞く。~人生最高の瞬間~)〉이라는 예능 프로그램이 방영되기 시작했습니다. 어느 정도의 시청률을 확보할 수 있는, 즉 이러한 정보를 원하는 시청자가 있기 때문에 생겨난 프로그램일 것입니다. '백세인에게 관심 있는 사람들의 존재'를 이 프로그램은 보여주고 있습니다.

어느 날 방송에서 세계 5대 블루존(지구촌에서 가장 건강하게 장수하는 사람들이 거주하는 지역 - 옮긴이) 중 하나로 오키나와가 거론되었는데, 취재팀이 방문한 곳에서는 노인들이 여럿이 모여 게이트볼을 즐기고 있었습니다. 그중 최연소는 89세라고 합니다. 가장 나이가 많은 사람이 아니라 가장 어린 사람의 나이가 그렇습니다.

"게이트볼은 매주 무슨 요일에 하고 계십니까?"라고 물으니, "게이트볼을 하지 않는 건 일요일뿐이에요"라는 답변이 돌아왔습니다.

100세 할머니의 집을 방문하니 현관은 잠겨 있지 않았고 항상 누군가가 출입하고 있었습니다. 말하자면 할머니의 모습을 주위 사람들이 자연스럽게 지켜보고 있는 것이었습니다.

할머니에게 "무엇을 할 때가 가장 즐거우신가요?"라고 물어보자 "텔레비전 볼 때지"라고 대답합니다. 식사를 할 때도 컵라면을 아무렇지 않게 먹기도 합니다.

이 사람들은 오래 살려고 노력하는 것이 전혀 아닙니다. 주변 사람들과 사이좋게 지내면서 자연스럽게 즐겁게 살고 있을 뿐입니다.

'몇 세까지 사는 것이 좋을까'라는 목표 설정 따위는 필요 없습니다. 그런 것을 신경 쓰지 않고 살다가 어느 순간 100세가 넘어 버린 것입니다. 이런 식으로 늙는 것이 하나의 이상적인 모습일 수도 있습니다. 조금 강하게 표현하자면 '100세까지 살고 싶다면 100세까지 살기 위해 하는 모든 행동을 멈춰라'라는 말도 있습니다. 늙는 방법은 삶의 방식과 다르지 않고 '어떻게 늙느냐는 어떻게 살 것인가'라는 뜻일 수도 있습니다.

그렇다면 노화는 결코 노인만을 위한 문제가 아닙니다.

노화 억제란 늙은 사람들에게 특화된 어려운 문제가 아니라 **모든 세대와 모든 성별의 건강 문제**라고 할 수 있습니다.

이것은 오히려 바람직한 일입니다. 왜냐하면 전 세대의 건강 문제가 됨으로써 노화 억제가 대증 요법이 아니라 적극적인 예방 요법이 될 수 있기 때문입니다. 그렇게 되면 의료보험기관의 인가도 쉽게 받을 수 있어, 젊어지는 의학 기술이 일부 부유층만을 위한 혜택이 되지는 않을 것입니다.

■ 노년과학의 보편화와 구현화

그런 가운데 주목할 것이 미국의 장수생명공학협회(LBA, Longevity

Biotechnology Association)입니다. 노화 산업의 교육과 가이드라인을 만드는 비영리 단체로 연구자와 투자가, 제약 기업 등이 모여 다음과 같이 노화 과학에 관한 기본 틀을 밝혔습니다.

1. 사명: 노화와 관련된 질병을 예방·회복하고 새로운 개입을 통해 건강 수명을 연장한다.

2. 신약 개발 접근법: 강력한 근거를 바탕으로 노화 과정에 영향을 미치는 경로를 밝힌다.

3. 초기 임상개발 및 제조 판매 신청과 승인: 특정 질환의 치료제로 개발한 후, 복수의 노화 관련 질환 예방약 및 건강 수명 연장약의 승인 취득을 목표로 한다.

4. 다질환 및 건강 수명을 대상으로 할 것: 다질환 및 건강 수명을 대상으로 하며, 다른 적응증의 임상시험과 같은 수준의 엄격성을 적용하여 충분한 검출력을 가진 임상시험을 실시하고 규제 당국의 의약품 승인을 목표로 한다.

다소 어려운 표현도 있지만 의료보건 기관이 노화가 거의 모든 질병의 주요 원인이라는 것을 인정함으로써 노화를 치료할 수 있는 사회를 원한다는 뜻입니다. 말하자면 **노화 문제의 보편화이며, 노년과학**

의 사회 구현화입니다. 구체적으로는 다음과 같습니다.

- 노화 업계의 세계 표준 설정
- 노화 산업의 관계자 육성
- 노화와 관련된 질병의 예방
- 건강 수명 연장을 위한 노화 연구

앞의 네 가지를 주축으로 하면서 미국을 중심으로 한 비임상 연구와 임상시험이 나날이 꾸준히 진행되는 중입니다.

생명공학 기업의 세계적 약진

5장에서 소개한 알토스랩스를 필두로 하는 생명공학 업계도 최근 몇 년의 추세에는 깜짝 놀랄 정도입니다.

최근 미국의 항노화 생명공학 스타트업인 '레트로 바이오사이언스(Retro Biosciences)'가 화제를 모으고 있습니다. 여기에는 오픈AI(OpenAI)와 ChatGPT로 유명한 샘 올트먼이 약 1억 8,000만 달러를 개인 투자했습니다. 그 외에 제 스승 싱클레어 박사가 참여하는 '라이프 바이오사이언스(Life Biosciences)', 합성 생물학의 아버지로 저명한 조지 처치 박사가 참여하는 '리쥬비네이트 바이오(Rejuvenate Bio)' 등 다양한 프로젝트가 스타트업에서 진행되고 있습니다. 그중 하나인 '턴 바이오(Turn Biotechnologies)'는 미국 서해안에서 설립되었으며 스탠퍼드대학교 의과대학 비토리오 세바스티아노(Vittorio Sebastiano) 박사가 공동 창업자 중 한 사람으로 이름을 올렸습니다. 턴 바이오에서는 앞서 설명한 야마나카 인자를 이용한 유전자 개입을 통해 노화 억제 연구가 진행되고 있습니다.

사회 구현화에 대한 움직임은 해마다 증가하고 있습니다. 예를 들어 회춘에 특화된 기업이 모이는 국제 이벤트 '리쥬비네이션 바이오테크 서밋(Rejuvenation Biotech Summit)'도 베를린에서 2년마다 개최되고 있습니다. 여기서는 야마나카 인자뿐만 아니라 혈액 교환술과 노화 세포 제거(senolysis) 같은 수단이 주목받았습니다. 3장에서도 언급했듯이 **바이오테크란 '바이오'와 '테크놀로지'를 합친 조어로, 생물체의 유용한 특성을 이용하기 위해 그 자체를 인위적으로 조작하는 기술**을 말합니다.

이처럼 노화 연구의 '래버러토리(실험실)'는 기존 연구실에서 끝나지 않습니다. 유전자 개입부터 신약 개발까지 노화 억제에 대한 개발은 앞으로 몇 년 사이에 더욱 새로운 발견을 거듭해갈 것입니다.

■ 수명이 250년이면 어떻게 하시겠습니까?

'과학자는 일반인과 반대 방향을 향해 달린다.'

저는 항상 그렇게 생각합니다. 신념이라고 할 수도 있습니다. 생물학이라는 철학은 생각지도 못했던 곳에 광맥이 있고, 선조들이 관심을 기울이지 않았던 곳에 답이 있기 때문입니다.

지금까지 말한 것처럼 우리가 살고 있는 **지금이라는 시대는 인간 수명의 전환기**라고 해도 과언이 아닙니다. 가까운 장래에 10년 단위로 건강 수명이 연장될 가능성이 있습니다.

실제로 과학자들이 지향하는 것은 이런 대화가 일반화되는 사회입니다.

"얼마나 오래 살고 싶으십니까?"

"목성에서 기후 변화를 연구하고 싶어서 200년 이상 살았으면 합니다."

"알겠습니다. 당신의 건강 수명을 250세 정도로 유지하는 처방은 바로 이것입니다."

"수명이 250년으로 늘어난다면 무엇을 하고 싶습니까?"

실제로 저는 주변 사람들에게 이 질문을 가끔 하고 있습니다. 마침 이 책을 집필하는 중에도 벤처기업 창업자와 CEO 모임이 있어 이 질문을 던져 보았습니다.

그들의 대답이 정말 다양하고 재미있었습니다.

"일단 10년 정도는 잠을 자고 싶네요."

"인생 80년을 세 번 반복할 수 있다면, 세 번 창업할 수 있겠네요. 정말 끝내주는데요."

"결혼을 열 번쯤 해볼까?"

"도대체 아이를 몇 명 키워야 하는 거야?"

"아마 인생에 완전히 질려 버릴 것 같아요."

"어쩌면 빨리 죽게 해달라고 애원할지도 모르죠."

이것이 '수명이 250년이라면 어떻게 할 것인가?'에 대한 대답입니다. 만약 '몇 살까지 살 수 있는지 모르는' 채로 몸의 상태에 따라 유지보수를 하면서 250년 정도 살아간다면 어떨까요? 그런 경우의 인생관도 원하는 사람, 원하지 않는 사람으로 나뉠 것입니다.

노화의 정체와 앞으로의 전망

노화의 다양성에 대해서 마지막으로 한 번 더 반복하겠습니다.

생물종 간의 다양성이 존재하는 노화와 수명은, 노화의 정체와 향후 연구 전망을 살펴보는 데 매우 중요하기 때문입니다.

연구 모델로는 선충, 초파리, 생쥐, 사람 등이 주로 주목을 받는데, 이 책에서 지금까지 기술해온 대로 땅속이나 심해에서 사는 생물의 장수에 대해서는 해명의 여지가 아직 남아 있습니다.

땅속에 서식하는 벌거숭이두더지쥐의 세포는 노화 세포가 축적되는 것을 억제하기 위해 세로토닌 대사가 작용합니다. 심해어로 100년 이상의 수명을 가진 띠볼락은 면역 기능을 제어하는 능력을 갖추고 있습니다. 그리고 400년이 넘는 수명을 가진 그린란드상어의 노화 시스템은 아직 미지의 영역이라고 할 수 있습니다.

향후 노화 연구에서는 포유류를 중심으로 생물종의 방대한 샘플이 프로파일링되어 DNA의 메틸화를 비교하는 연구가 계속될 것입니다. 장수와 관련된 메틸화와 이와 반대로 사망 위험을 수반하는 메틸화를 대조시킴으로써, 장수종에 영향을 주는 메틸화 현상을 특정할 수 있습니다. 실제로 포유류 약 340종에 대한 1만 5,000개의 샘플을 비교한 결과, 최대 수명을 나타내는 DNA의 메틸화와 생쥐의 노화 및 사망에 영향을 미치는 메틸화 패턴이 다른 것으로 밝혀졌습니다.

그렇다면 향후 20년의 노화 연구에 따라 사회는 어떻게 변하게 될까요?

지난 30년간의 발전을 참고하면 될 것입니다. 지금으로부터 30년 전, 1990년대에 수명을 제어하는 유전자가 발견되어 2000년대에 그 분자에 대한 해석이 진행되었습니다. 특히 2000년대 초반이라면 효소 NAD를 이용한 시르투인 활성화에 따른 장수 효과가 효모에서 입증된 시기입니다.

여기에서 연구가 탄력을 받아 에피게놈이 밝혀지고, 에피제네틱한 변화의 구조가 해명되었습니다. 그리고 2010년대에 리쥬비네이션, 즉 회춘이라는 개념이 생겨나 세포에 개입하는 노화 제어법이 오늘날까지 여러 가지로 제시되고 있습니다.

앞으로 20년 후에는 어떤 것이 요구될까요? 크게 나누면 다음 세 가지가 될 것입니다.

1. 노화 시계를 비롯한 질환과 관련된 노화 지표 만들기(바이오마커 확립)
2. 리쥬비네이션과 모델 동물을 사용한 새로운 노화의 분자 메커니즘(표적의 분리, molecular mechanism)
3. 노화의 명확한 정의와 임상·개발 및 보험을 포함한 사회에 대한 적용 (바이오테크 구현)

무엇보다 먼저 노화 시계의 개념이 널리 퍼져 있을 것입니다. 예를 들어 저녁 식사에 국물이 진한 라면을 먹었다고 해봅시다. 그러면 그 한 끼가 수명에 얼마나 영향을 주었는지 알 수 있게 됩니다. 그 정도로 정교화된 개인의 바이오 데이터를 기반으로, 노화 보험 시스템이 정비되어 있습니다.

이렇게 해서 무엇을 먹으면 좋을지 어떤 운동을 계속하면 좋은지에 대해서도 개인에게 맞춤화된 메뉴를 제공할 수 있게 됩니다. 이것을 평소에 준수하는 사람에게는 치료비를 지원하거나 관련 제도를 통해 기회가 주어져 노화를 치료받을 수 있을 것입니다.

20년 후라면 신약 개발로 약 150세까지 수명 연장 치료가 가능하리라고 생각합니다. 그렇게 되면 정년퇴직 등 직장에 대한 상식도 달라질 것입니다. 경험이 풍부하고 건강한 노화 시계를 가진 사람은 인생을 계속 새롭게 바꿔 나갈 수 있는 사회가 될 것입니다. 말하자면 **노화 없는 사회가 도래**하는 것입니다.

"노화 없는 사회에서 당신은 어떻게 살고 싶습니까?"

이 현실적인 질문에 대한 개개인의 응답이 노화 없는 사회의 방향성을 만들 것입니다. 노화를 운명으로 받아들이지 않고, 노화를 선택하지 않는 삶의 방식이 있습니다. 생물학과 사회학이라는 두 가지 철학을 융합한 결과 노화 제어의 정점에 이를 것이라고 전망합니다.

250세까지 사람이 살아가는 커뮤니티가 천국이 될 것인가 그 반대가 될 것인가?

인류가 전자의 길을 걷기 위해서, 넓은 의미에서 노화의 의의와 기능을 꾸준히 살펴보면서 노화 연구에 매진하겠습니다.

바이오테크와 사생관

'장수'하는 삶을 동경하고 일반화된 것은 일본에서도 기껏해야 반세기 정도에 불과합니다. 1장에서도 말했듯이 제2차 세계대전 종전 후 10년이 된 시점에서 평균 수명은 70세도 채 되지 않았습니다.

그때부터 점점 장수화가 진행되었지만, 실제로 수명이 80년 시대로 접어든 것은 여성이 1984년, 남성은 2013년입니다. 평균 수명이 계속 늘어나고 있는 현재도, 사람들의 인생관과 생사에 관한 견해에 정형화된 스타일이 있다고 할 수는 없습니다. 오히려 각각 다르다고 할 수도 있죠.

반면에 기술은 가속도로 진보하고 있습니다. 예를 들면 불과 30~40년 전의 세계, 즉 인터넷이 보급되지 않았던 사회에서는 메일이 아니라 편지와 팩스를 주고받았습니다. 그랬던 것이 지금은 줌(Zoom) 등을 이용해서 해외에 있는 상대와도 실시간으로 얼굴을 보면서 대화할 수 있게 되었습니다. 또 ChatGPT 등 생성형 AI의 무서운 기세로 발전하는 진화를 고려한다면, 향후 바이오테크의 진화를 우리의 생사에 관한 견해가 따라잡기는 매우 어려울 수도 있습니다.

그러므로 미래에 대한 마음의 준비가 중요합니다.

인생을 예습이라고 생각하면 더욱 친근하게 느껴질 수 있습니다. 우리의 일상에는 그런 마음의 준비를 할 수 있는 일들이 이미 실제로 이루어지고 있습니다.

예를 들어 일본 스미토모생명 보험이 제공하기 시작한 'Vitality' 같은 프로그램입니다. 이 회사의 홈페이지에는 다음과 같이 설명되어 있습니다.

"Vitality는 '운동과 건강진단 등의 활동을 포인트화하고 평가'하는 시스템에 통해 건강 위험 자체를 줄이는 프로그램입니다.[*2]"

젊은 시절부터 건강 유지를 의식해서 적극적으로 노화를 억제하면 그 노력에 대해 포인트가 부여되고, 포인트를 계속 적립하면 나이가 들었을 때 치료나 요양에 활용할 수 있습니다. 건강에 대한 의식을 포인트화(≒화폐화)한다는 개념입니다.

새로운 사이언스 커뮤니티 '비타다오(VitaDAO, https://www.vitadao.com)'의 탄생도 주목할 만합니다. 장수 연구를 주제로 하는 이 커뮤니티에서는 연구를 위한 자금 지원을 요구하고 있습니다. 자신의 건강 데이터와 혈액 샘플 등을 제공하면 보상으로 가상화폐를 받을 수 있습니다. 미래의 노화 억제 치료에 활용할 수 있는 시스템이 예정되어 있는 것입니다. 이러한 '노화하지 않는 미래'를 내다보는 노력이 최근 몇 년 사이에 점점 증가하고 있는 것은 분명합니다.

수명이 250년이 된다면, 인생의 가능성이 얼마나 확장될까요?

이러한 생각을 통해 두뇌 체조를 하는 것이 우리 인생의 예습이 되어, **바이오테크의 약진에도 현혹되지 않는 사생관의 기초**가 될 것이라고 믿습니다.

노화는 소셜 플랫폼이다

제가 가장 좋아하는 영화는 브래드 피트와 케이트 블란쳇 주연의 〈벤자민 버튼의 시간은 거꾸로 간다〉입니다.

할아버지 같은 외모로 태어난 벤자민 버튼이 성장하면서 점점 젊어지고, 결국 아기가 되어가는 모습은 노화 연구에서 볼 수 있는 연구 데이터와도 일치하는 바가 많습니다. 왜냐하면 나이 든 세포나 장기는 원래 아기일 때 혹은 엄마 뱃속에 있을 때만 발현되는 유전자이기 때문입니다.

어쩌면 노인과 아기는 표리일체일 수도 있습니다.

이야기의 후반부에 늙은 데이지(벤자민의 파트너)가 젊어진 벤자민과 발레 교실에서 재회하는 장면이 나옵니다. "더 젊어졌네"라는 데이지의 말에 벤자민이 "외모만 그래"라고 대답합니다. 이것은 노화 연구가 진행된 미래의 어떤 모습을 비추고 있는 듯한 인상적인 장면입니다.

또 1995년 영화 〈공각기동대〉 중 의체화(사이보그화)한 쿠사나기 모토코가 이런 말을 합니다.

"전뇌(인간의 뇌와 컴퓨터가 결합된 형태 - 옮긴이)와 의체(사이보그 몸체 - 옮긴이)에 의해 고도의 능력을 갖추려고 노력했지만 결국 최고도의 유지·보수 없이는 생존할 수 없게 되었다."

이 대사 또한 수명이 통제 가능해진 미래를 암시하는 것 같습니다. 수명을 계속 통제한 나머지, 역설적으로 노화와 기술에 속박되는 미래가 찾아올지도 모르기 때문입니다.

노화는 다른 생물학이나 의학 연구와는 다릅니다. 특징적인 것은 노화가 사람들의 욕구나 문화, 종교 같은 정신적인 면과 연관되어 있다는 점입니다. 기원전 고대 이집트의 클레오파트라는 젊음을 유지하기 위해 우유로 목욕을 했고, 진시황은 불로장생을 위해 불로초를 구하려고 애를 썼습니다. 태곳적부터 사람들은 다양한 수단으로 노화를 막기 위한 방법에 계속 접근하고 있었습니다.

그런 노화를 **과학으로 연구하는** 것, 즉 노화에 대한 분자생물학적인 이해는 문화나 종교와 얽히면서 개인의 건강뿐만 아니라 교통, 화폐, 우주, 식품, 환경 등 다방면에 걸친 차원으로 영향을 줍니다. 말하자면 노화라고 하는 대상이 소셜 플랫폼이 된 것입니다.

  일본인은 본래 '삶'에 대해서 불교나 무사도, 꽃꽂이, 다도 등 다양한 방면으로 생각해온 민족이었다고 생각합니다. '항노화(안티에이징)'라고 하는 자기 자신만을 향한 구태의연한 개념에 구애받지 않고, 일본이라는 특색을 살려서 '수명'이라는 시스템에 대해 깊이 생물학적인 근거를 가지고 논의하는 것, 그것이야말로 전 세계의 노화 연구를 일본이 선도하는 계기가 되지 않을까 하는 망상을 저는 강하게 안고 있습니다.

  저 개인적으로도 노화 연구와 바이오테크를 통한 사회 구현에 도전하고 싶습니다. 또 민간과 연계한 젊은 인재 육성 시스템을 구축함으로써 노화 연구가 점점 활발해지기를 기대하고 있습니다.

2024년 3월

하야노 모토시

참고문헌

시작하면서   노화란 무엇일까?

＊1   WHO. Final Proposal for a Decade of Healthy Ageing.(2020).
Available online at: https://www.who.int/docs/default-source/
decade-of-healthy-ageing/final-decade-proposal/decade-proposal-final-
apr2020-en.pdf(accessed September 15,2020).

제1장   노화를 조절할 수 있는 지식

＊1   Levy SB, Klimova TM, Zakharova RN, Fedorov AI, Fedorova VI,
Baltakhinova ME, Leonard WR. Evidence for a sensitive period of
plasticity in brown adipose tissue during early childhood among
indigenous Siberians. Am J Phys Anthropol. 2021 Aug;175(4):834-846.
Abeliansky AL, Strulik H. Hungry children age faster. Econ Hum Biol.
2018 May;29:211-220.
Chu SH, Loucks EB, Kelsey KT, Gilman SE, Agha G, Eaton CB, Buka
SL, Huang YT. Sex-specific epigenetic mediators between early life
social disadvantage and adulthood BMI. Epigenomics. 2018 Jun;10(6):
707-722.
＊2   Djonlagic I, Mariani S, Fitzpatrick AL, Van Der Klei VMGTH,
Johnson DA, Wood AC, Seeman T, Nguyen HT, Prerau MJ, Luchsinger
JA, Dzierzewski JM, Rapp SR, Tranah GJ, Yaffe K, Burdick KE, Stone
KL, Redline S, Purcell SM. Publisher Correction: Macro and micro
sleep architecture and cognitive performance in older adults. Nat Hum
Behav. 2021 Jan;5(1):172-174.
＊3   Colman RJ, Anderson RM, Johnson SC, Kastman EK, Kosmatka
KJ, Beasley TM, Allison DB, Cruzen C, Simmons HA, Kemnitz JW,
Weindruch R. Caloric restriction delays disease onset and mortality in
rhesus monkeys. Science. 2009 Jul 10;325(5937):201-4.
Mattison JA, Colman RJ, Beasley TM, Allison DB, Kemnitz JW, Roth
GS, Ingram DK, Weindruch R, de Cabo R, Anderson RM. Caloric

restriction improves health and survival of rhesus monkeys. Nat Commun. 2017 Jan 17;8:14063.

＊4　Kulkarni AS, Gubbi S, Barzilai N. Benefits of Metformin in Attenuating the Hallmarks of Aging. Cell Metab. 2020 Jul 7;32(1):15-30.

＊5　Yoshino J, Baur JA, Imai SI. NAD+ Intermediates: The Biology and Therapeutic Potential of NMN and NR. Cell Metab. 2018 Mar 6;27(3):513-528.

Rajman L, Chwalek K, Sinclair DA. Therapeutic Potential of NAD-Boosting Molecules: The In Vivo Evidence. Cell Metab. 2018 Mar 6;27(3):529-547.

＊6　Kawamura Y, Oka K, Semba T, Takamori M, Sugiura Y, Yamasaki R, Suzuki Y, Chujo T, Nagase M, Oiwa Y, Fujioka S, Homma S, Yamamura Y, Miyawaki S, Narita M, Fukuda T, Sakai Y, Ishimoto T, Tomizawa K, Suematsu M, Yamamoto T, Bono H, Okano H, Miura K. Cellular senescence induction leads to progressive cell death via the INK4a-RB pathway in naked mole-rats. EMBO J. 2023 Aug 15;42(16):e111133.

＊7　Ni X, Wang Z, Gao D, Yuan H, Sun L, Zhu X, Zhou Q, Yang Z. A description of the relationship in healthy longevity and aging-related disease: from gene to protein. Immun Ageing. 2021 Jun 25;18(1):30.

＊8　Inequalities in longevity by education in OECD countries
https://www.oecd-ilibrary.org/social-issues-migration-health/inequalities-in-longevity-by-education-in-oecd-countries_6b64d9cf-en
The impact of increasing education levels on rising life expectancy: a decomposition analysis for Italy, Denmark, and the USA
https://genus.springeropen.com/articles/10.1186/s41118-019-0055-0

＊9　Sayed N, Huang Y, Nguyen K, Krejciova-Rajaniemi Z, Grawe AP, Gao T, Tibshirani R, Hastie T, Alpert A, Cui L, Kuznetsova T, Rosenberg-Hasson Y, Ostan R, Monti D, Lehallier B, Shen-Orr SS, Maecker HT, Dekker CL, Wyss-Coray T, Franceschi C, Jojic V, Haddad F, Montoya JG, Wu JC, Davis MM, Furman D. An inflammatory aging clock (iAge) based on deep learning tracks multimorbidity, immunosenescence, frailty and cardiovascular aging. Nat Aging. 2021 Jul;1:598-615.

＊10 Sinha M, Jang YC, Oh J, et al. Restoring Systemic GDF11 Levels Reverses Age-Related Dysfunction in Mouse Skeletal Muscle. Science. 2014; 344: 649-652.

＊11 Ocampo A, Reddy P, Martinez-Redondo P, Platero-Luengo A, Hatanaka F, Hishida T, Li M, Lam D, Kurita M, Beyret E, Araoka T, Vazquez-Ferrer E, Donoso D, Roman JL, Xu J, Rodriguez Esteban C, Nuñez G, Nuñez Delicado E, Campistol JM, Guillen I, Guillen P, Izpisua Belmonte JC. In Vivo Amelioration of Age-Associated Hallmarks by Partial Reprogramming. Cell. 2016 Dec 15;167(7):1719-1733.e12.

＊12 Yang JH, Petty CA, Dixon-McDougall T, Lopez MV, Tyshkovskiy A, Maybury-Lewis S, Tian X, Ibrahim N, Chen Z, Griffin PT, Arnold M, Li J, Martinez OA, Behn A, Rogers-Hammond R, Angeli S, Gladyshev VN, Sinclair DA. Chemically induced reprogramming to reverse cellular aging. Aging (Albany NY). 2023 Jul 12;15(13):5966-5989.

＊13 Rabheru K, Byles JE, Kalache A. How "old age" was withdrawn as a diagnosis from ICD-11. Lancet Healthy Longev. 2022 Jul;3(7):e457-e459.

＊14 Chen S, Gan D, Lin S, Zhong Y, Chen M, Zou X, Shao Z, Xiao G. Metformin in aging and aging-related diseases: clinical applications and relevant mechanisms. Theranostics. 2022 Mar 6;12(6):2722-2740. MIT Review https://www.technologyreview.jp/s/277851/saudi-arabia-plans-to-spend-1-billion-a-year-discovering-treatments-to-slow-aging/

＊15 Song CF, Tay PKC, Gwee X, Wee SL, Ng TP. Happy people live longer because they are healthy people. BMC Geriatr. 2023 Jul 18;23(1):440.

＊16 Razzoli M, Nyuyki-Dufe K, Gurney A, Erickson C, McCallum J, Spielman N, et al. (2018). Social stress shortens lifespan in mice. Aging Cell 17, e12778.

＊17 https://www.ted.com/talks/robert_waldinger_what_makes_a_

good_life_lessons_from_the_longest_study_on_happiness?language=ja

제2장   노화를 혁신시키는 철학

＊1　Hashimoto K, Kouno T, Ikawa T, Hayatsu N, Miyajima Y, Yabukami H, Terooatea T, Sasaki T, Suzuki T, Valentine M, Pascarella G, Okazaki Y, Suzuki H, Shin JW, Minoda A, Taniuchi I, Okano H, Arai Y, Hirose N, Carninci P. Single-cell transcriptomics reveals expansion of cytotoxic CD4 T cells in supercentenarians. Proc Natl Acad Sci U S A. 2019 Nov 26;116(48):24242-24251.

＊2　Bhaskaran K, Dos-Santos-Silva I, Leon DA, Douglas IJ, Smeeth L. Association of BMI with overall and cause-specific mortality: a population-based cohort study of 3·6 million adults in the UK. Lancet Diabetes Endocrinol. 2018 Dec;6(12):944-953.

＊3　https://www.researchgate.net/publication/376583494_The_Information_Theory_of_Aging

＊4　Yang JH*, Hayano M*, Griffin PT, Amorim JA, Bonkowski MS, Apostolides JK, Salfati EL, Blanchette M, Munding EM, Bhakta M, Chew YC, Guo W, Yang X, Maybury-Lewis S, Tian X, Ross JM, Coppotelli G, Meer MV, Rogers-Hammond R, Vera DL, Lu YR, Pippin JW, Creswell ML, Dou Z, Xu C, Mitchell SJ, Das A, O'Connell BL, Thakur S, Kane AE, Su Q, Mohri Y, Nishimura EK, Schaevitz L, Garg N, Balta AM, Rego MA, Gregory-Ksander M, Jakobs TC, Zhong L, Wakimoto H, El Andari J, Grimm D, Mostoslavsky R, Wagers AJ, Tsubota K, Bonasera SJ, Palmeira CM, Seidman JG, Seidman CE, Wolf NS, Kreiling JA, Sedivy JM, Murphy GF, Green RE, Garcia BA, Berger SL, Oberdoerffer P, Shankland SJ, Gladyshev VN, Ksander BR, Pfenning AR, Rajman LA, Sinclair DA. Loss of epigenetic information as a cause of mammalian aging. Cell. 2023 Jan 9:S0092-8674(22)01570-7.

＊5　https://www.juntendo.ac.jp/branding/report/155/
Suda M, Shimizu I, Katsuumi G, Yoshida Y, Hayashi Y, Ikegami R, Matsumoto N, Yoshida Y, Mikawa R, Katayama A, Wada J, Seki M,

Suzuki Y, Iwama A, Nakagami H, Nagasawa A, Morishita R, Sugimoto M, Okuda S, Tsuchida M, Ozaki K, Nakanishi- Matsui M, Minamino T. Senolytic vaccination improves normal and pathological age-related phenotypes and increases lifespan in progeroid mice. Nat Aging. 2021 Dec;1(12):1117-1126.

제3장 노화를 볼 수 있게 하는 과학

＊1　Ni X, Wang Z, Gao D, Yuan H, Sun L, Zhu X, Zhou Q, Yang Z. A description of the relationship in healthy longevity and aging-related disease: from gene to protein. Immun Ageing. 2021 Jun 25;18(1):30.

＊2　Moskowitz DM, Zhang DW, Hu B, Le Saux S, Yanes RE, Ye Z, Buenrostro JD, Weyand CM, Greenleaf WJ, Goronzy JJ. Epigenomics of human CD8 T cell differentiation and aging. Sci Immunol. 2017 Feb;2(8):eaag0192.

Zhang H, Jadhav RR, Cao W, Goronzy IN, Zhao TV, Jin J, Ohtsuki S, Hu Z, Morales J, Greenleaf WJ, Weyand CM, Goronzy JJ. Aging-associated HELIOS deficiency in naive CD4$^+$ T cells alters chromatin remodeling and promotes effector cell responses. Nat Immunol. 2023 Jan;24(1):96-109.

＊3　https://www.hsph.harvard.edu/news/press-releases/health-and-happiness-center/

＊4　López-Otín C, Blasco MA, Partridge L, Serrano M, Kroemer G. Hallmarks of aging: An expanding universe. Cell. 2023 Jan 19;186(2):243-278.

Padilla PA, Ladage ML. Suspended animation, diapause and quiescence: arresting the cell cycle in C. elegans. Cell Cycle. 2012 May 1;11(9):1672-9.

Burton NO, Furuta T, Webster AK, Kaplan RE, Baugh LR, Arur S, Horvitz HR. Insulin-like signalling to the maternal germline controls progeny response to osmotic stress. Nat Cell Biol. 2017 Mar;19(3):252-257.

Cassada RC, Russell RL. The dauerlarva, a post-embryonic

developmental variant of the nematode Caenorhabditis elegans. Dev
Biol. 1975 Oct;46(2):326-42.

Jiang WI, De Belly H, Wang B, Wong A, Kim M, Oh F, DeGeorge J,
Huang X, Guang S, Weiner OD, Ma DK. Early-life stress triggers
long-lasting organismal resilience and longevity via tetraspanin. Sci
Adv. 2024 Jan 26;10(4):eadj3880.

*5　Raus AM, Fuller TD, Nelson NE, Valientes DA, Bayat A, Ivy
AS. Early-life exercise primes the murine neural epigenome to facilitate
gene expression and hippocampal memory consolidation. Commun Biol.
2023 Jan 7;6(1):18.

*6　Tabata H, Otsuka H, Shi H, Sugimoto M, Kaga H, Someya Y,
Naito H, Ito N, Abudurezake A, Umemura F, Kiya M, Tajima T,
Kakehi S, Yoshizawa Y, Kawamori R, Watada H, Tamura Y. Effects of
exercise habits in adolescence and older age on sarcopenia risk in older
adults: the Bunkyo Health Study. J Cachexia Sarcopenia Muscle. 2023
Jun;14(3):1299-1311.

Sharples AP, Polydorou I, Hughes DC, Owens DJ, Hughes TM, Stewart
CE. Skeletal muscle cells possess a 'memory' of acute early life TNF-α
exposure: role of epigenetic adaptation. Biogerontology. 2016 Jun;17
(3):603-17.

*7　Newman SJ. Early-life physical performance predicts the aging
and death of elite athletes. Sci Adv. 2023 May 19;9(20):eadf1294.

*8　Laukkanen T, Kunutsor SK, Khan H, Willeit P, Zaccardi F,
Laukkanen JA. Sauna bathing is associated with reduced
cardiovascular mortality and improves risk prediction in men and
women: a prospective cohort study. BMC Med. 2018 Nov 29;16(1):
219.

*9　Longo VD, Mattson MP. Fasting: molecular mechanisms and
clinical applications. Cell Metab. 2014 Feb 4;19(2):181-92.

*10　López-Otín C, Blasco MA, Partridge L, Serrano M, Kroemer G.
Hallmarks of aging: An expanding universe. Cell. 2023 Jan 19;186(2):
243-278.

*11   Scott AJ, Ellison M, Sinclair DA. The economic value of
targeting aging. Nat Aging. 2021 Jul;1(7):616-623.

*12   Effect of intensive blood-glucose control with metformin on
complications in overweight patients with type 2 diabetes (UKPDS
34). UK Prospective Diabetes Study (UKPDS) Group. Lancet. 1998
Sep 12;352(9131):854-65. Erratum in: Lancet 1998 Nov 7;352(9139):
1558.

Aroda VR, Edelstein SL, Goldberg RB, Knowler WC, Marcovina SM,
Orchard TJ, Bray GA, Schade DS, Temprosa MG, White NH, Crandall
JP; Diabetes Prevention Program Research Group. Long-term
Metformin Use and Vitamin B12 Deficiency in the Diabetes Prevention
Program Outcomes Study. J Clin Endocrinol Metab. 2016 Apr;101(4):
1754-61. doi: 10.1210/jc.2015-3754.

*13   Espada L, Dakhovnik A, Chaudhari P, Martirosyan A, Miek L,
Poliezhaieva T, Schaub Y, Nair A, Döring N, Rahnis N, Werz O,
Koeberle A, Kirkpatrick J, Ori A, Ermolaeva MA. Loss of metabolic
plasticity underlies metformin toxicity in aged Caenorhabditis elegans.
Nat Metab. 2020 Nov;2(11):1316-1331.

*14   Johnson AA, Cuellar TL. Glycine and aging: Evidence and
mechanisms. Ageing Res Rev. 2023 Jun;87:101922.

*15   Liu YJ, Janssens GE, McIntyre RL, Molenaars M, Kamble R, Gao
AW, Jongejan A, Weeghel MV, MacInnes AW, Houtkooper RH. Glycine
promotes longevity in Caenorhabditis elegans in a methionine cycle-
dependent fashion. PLoS Genet. 2019 Mar 7;15(3):e1007633.

*16   Plummer JD, Johnson JE. Extension of Cellular Lifespan by
Methionine Restriction Involves Alterations in Central Carbon
Metabolism and Is Mitophagy- Dependent. Front Cell Dev Biol. 2019
Nov 28;7:301.

*17   Yao H, Li K, Wei J, Lin Y, Liu Y. The contradictory role of
branched-chain amino acids in lifespan and insulin resistance. Front
Nutr. 2023 Jun 20;10:1189982.

제4장　노화를 억제하는 실학

＊1　Redline S, Kirchner HL, Quan SF, Gottlieb DJ, Kapur V, Newman A. The effects of age, sex, ethnicity, and sleep-disordered breathing on sleep architecture. Arch Intern Med. 2004 Feb 23;164(4):406-18.

＊2　https://pubmed.ncbi.nlm.nih.gov/37902739/

＊3　Escalante-Covarrubias Q, Mendoza-Viveros L, González-Suárez M, Sitten-Olea R, Velázquez-Villegas LA, Becerril-Pérez F, Pacheco-Bernal I, Carreño-Vázquez E, Mass-Sánchez P, Bustamante-Zepeda M, Orozco-Solís R, Aguilar-Arnal L. Time-of- day defines NAD+ efficacy to treat diet-induced metabolic disease by synchronizing the hepatic clock in mice. Nat Commun. 2023 Mar 27;14(1):1685.

＊4　https://www.who.int/standards/classifications/frequently-asked-questions/old-age
Rabheru K, Byles JE, Kalache A. How "old age" was withdrawn as a diagnosis from ICD-11. Lancet Healthy Longev. 2022 Jul;3(7): e457-e459.

＊5　Rolland Y, Sierra F, Ferrucci L, Barzilai N, De Cabo R, Mannick J, Oliva A, Evans W, Angioni D, De Souto Barreto P, Raffin J, Vellas B, Kirkland JL; G.C.T-TF group. Challenges in developing Geroscience trials. Nat Commun. 2023 Aug 19;14(1):5038.

제6장　노화를 보편화하는 기술

＊1　Dong X, Milholland B, Vijg J. Evidence for a limit to human lifespan. Nature. 2016;538:257-259.

＊2　https://vitality.sumitomolife.co.jp/